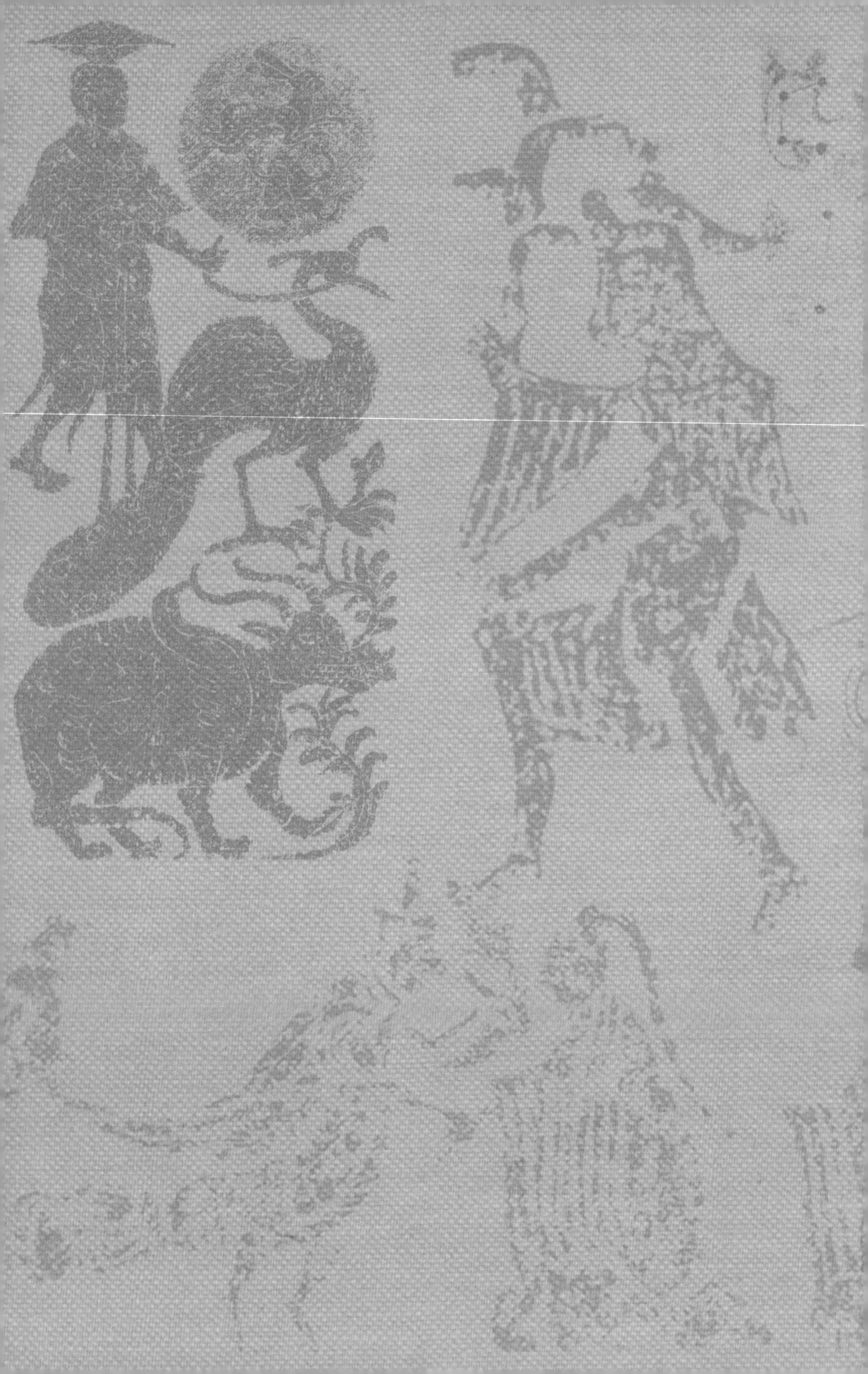

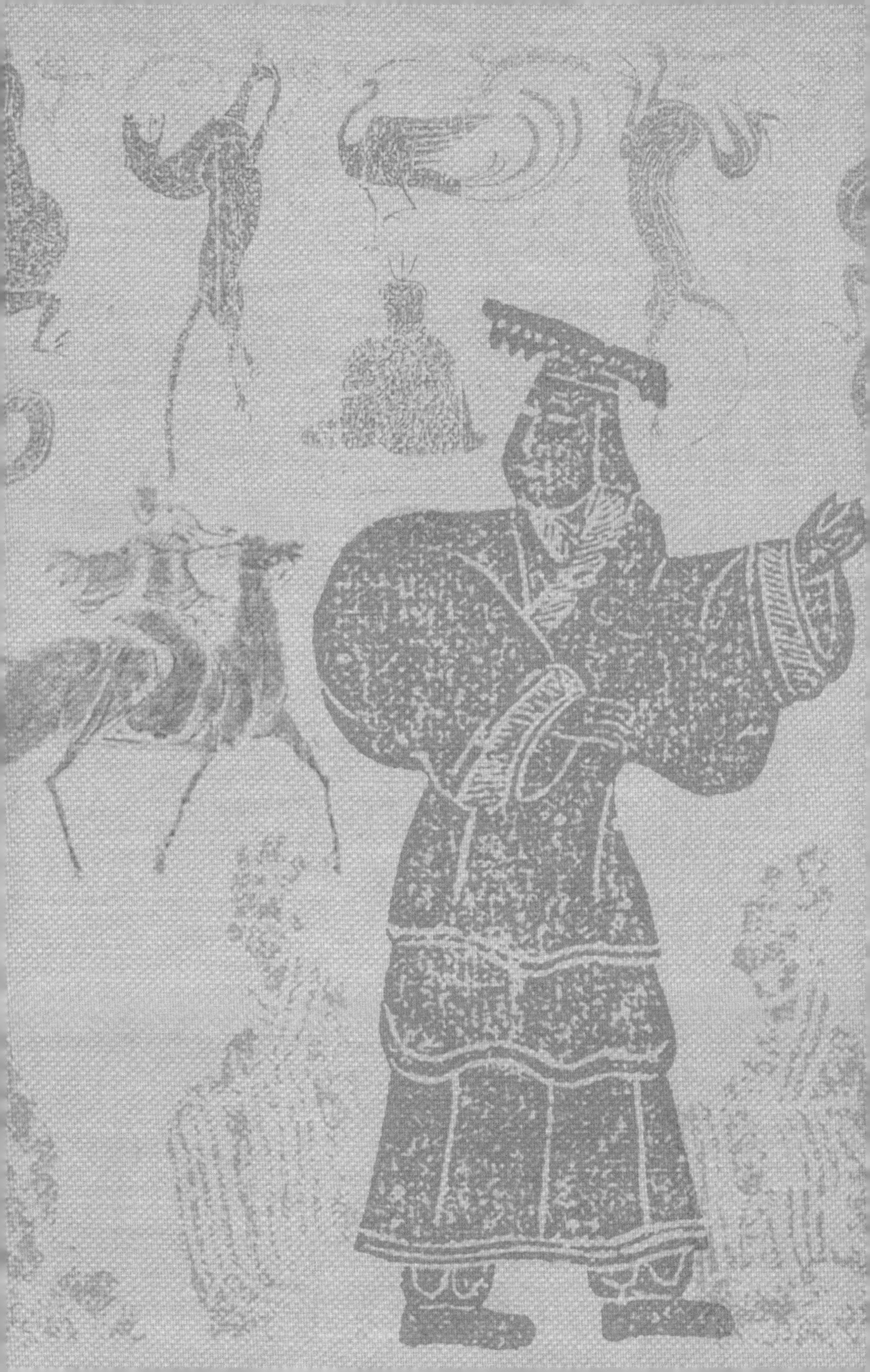

中国古医籍整理丛书

咽喉秘集

清·佚 名 辑
张建伟 校注

中国中医药出版社
·北 京·

图书在版编目（CIP）数据

咽喉秘集/（清）佚名辑；张建伟校注.—北京：中国中医药出版社，2015.12（2025.5 重印）

（中国古医籍整理丛书）

ISBN 978-7-5132-2982-1

Ⅰ.①咽… Ⅱ.①佚… ②张… Ⅲ.①中医五官科学-耳鼻咽喉科学 Ⅳ.①R276.1

中国版本图书馆 CIP 数据核字（2015）第 291333 号

中国中医药出版社出版
北京经济技术开发区科创十三街 31 号院二区 8 号楼
邮政编码 100176
传真 010 64405721
北京盛通印刷股份有限公司印刷
各地新华书店经销

*

开本 710×1000 1/16 印张 7 字数 26 千字
2015 年 12 月第 1 版 2025 年 5 月第 2 次印刷
书 号 ISBN 978-7-5132-2982-1

*

定价 20.00 元
网址 www.cptcm.com

服务热线 010 64405510
购书热线 010 89535836
微信服务号 zgzyycbs
书店网址 csln.net/qksd/
官方微博 http://e.weibo.com/cptcm
淘宝天猫网址 http://zgzyycbs.tmall.com

国家中医药管理局
中医药古籍保护与利用能力建设项目
组织工作委员会

主 任 委 员 王国强

副 主 任 委 员 王志勇 李大宁

执行主任委员 曹洪欣 苏钢强 王国辰 欧阳兵

执行副主任委员 李 昱 武 东 李秀明 张成博

委 员

各省市项目组分管领导和主要专家

（山东省）武继彪 欧阳兵 张成博 贾青顺

（江苏省）吴勉华 周仲瑛 段金廒 胡 烈

（上海市）张怀琼 季 光 严世芸 段逸山

（福建省）阮诗玮 陈立典 李灿东 纪立金

（浙江省）徐伟伟 范永升 柴可群 盛增秀

（陕西省）黄立勋 呼 燕 魏少阳 苏荣彪

（河南省）夏祖昌 刘文第 韩新峰 许敬生

（辽宁省）杨关林 康廷国 石 岩 李德新

（四川省）杨殿兴 梁繁荣 余曙光 张 毅

各项目组负责人

王振国（山东省） 王旭东（江苏省） 张如青（上海市）

李灿东（福建省） 陈勇毅（浙江省） 焦振廉（陕西省）

蔡永敏（河南省） 鞠宝兆（辽宁省） 和中浚（四川省）

项目专家组

顾　问　马继兴　张灿玾　李经纬

组　长　余瀛鳌

成　员　李致忠　钱超尘　段逸山　严世芸　鲁兆麟
郑金生　林端宜　欧阳兵　高文柱　柳长华
王振国　王旭东　崔　蒙　严季澜　黄龙祥
陈勇毅　张志清

项目办公室（组织工作委员会办公室）

主　任　王振国　王思成

副主任　王振宇　刘群峰　陈榕虎　杨振宁　朱毓梅
刘更生　华中健

成　员　陈丽娜　邱　岳　王　庆　王　鹏　王春燕
郭瑞华　宋咏梅　周　扬　范　磊　张永泰
罗海鹰　王　爽　王　捷　贺晓路　熊智波

秘　书　张丰聪

前 言

中医药古籍是传承中华优秀文化的重要载体，也是中医学传承数千年的知识宝库，凝聚着中华民族特有的精神价值、思维方法、生命理论和医疗经验，不仅对于传承中医学术具有重要的历史价值，更是现代中医药科技创新和学术进步的源头和根基。保护和利用好中医药古籍，是弘扬中国优秀传统文化、传承中医学术的必由之路，事关中医药事业发展全局。

1949 年以来，在政府的大力支持和推动下，开展了系统的中医药古籍整理研究。1958 年，国务院科学规划委员会古籍整理出版规划小组在北京成立，负责指导全国的古籍整理出版工作。1982 年，国务院古籍整理出版规划小组召开全国古籍整理出版规划会议，制定了《古籍整理出版规划（1982—1990）》，卫生部先后下达了两批 200 余种中医古籍整理任务，掀起了中医古籍整理研究的新高潮，对中医文化与学术的弘扬、传承和发展，发挥了极其重要的作用，产生了不可估量的深远影响。

2007 年《国务院办公厅关于进一步加强古籍保护工作的意见》明确提出进一步加强古籍整理、出版和研究利用，以及

“保护为主、抢救第一、合理利用、加强管理”的方针。2009年《国务院关于扶持和促进中医药事业发展的若干意见》指出，要“开展中医药古籍普查登记，建立综合信息数据库和珍贵古籍名录，加强整理、出版、研究和利用”。《中医药创新发展规划纲要（2006—2020）》强调继承与创新并重，推动中医药传承与创新发展。

2003～2010年，国家财政多次立项支持中国中医科学院开展针对性中医药古籍抢救保护工作，在中国中医科学院图书馆设立全国唯一的行业古籍保护中心，影印抢救濒危珍本、孤本中医古籍1640余种；整理发布《中国中医古籍总目》；遴选351种孤本收入《中医古籍孤本大全》影印出版；开展了海外中医古籍目录调研和孤本回归工作，收集了11个国家和2个地区137个图书馆的240余种书目，基本摸清流失海外的中医古籍现状，确定国内失传的中医药古籍共有220种，复制出版海外所藏中医药古籍133种。2010年，国家财政部、国家中医药管理局设立“中医药古籍保护与利用能力建设项目”，资助整理400余种中医药古籍，并着眼于加强中医药古籍保护和研究机构建设，培养中医古籍整理研究的后备人才，全面提高中医药古籍保护与利用能力。

在此，国家中医药管理局成立了中医药古籍保护和利用专家组和项目办公室，专家组负责项目指导、咨询、质量把关，项目办公室负责实施过程的统筹协调。专家组成员对古籍整理研究具有丰富的经验，有的专家从事古籍整理研究长达70余年，深知中医药古籍整理研究的重要性、艰巨性与复杂性，履行职责认真务实。专家组从书目确定、版本选择、点校、注释等各方面，为项目实施提供了强有力的专业指导。老一辈专家的学术水平和智慧，是项目成功的重要保证。项目承担单位山东中医药大学、南京中医药大学、上海中医药大学、福建中医药大学、浙江省中医药研究院、陕西省中医药研究院、河南省中医药研究院、辽宁中医药大学、成都中医药大学及所在省市中医药管理部门精心组织，充分发挥区域间互补协作的优势，并得到承担项目出版工作的中国中医药出版社大力配合，全面推进中医药古籍保护与利用网络体系的构建和人才队伍建设，使一批有志于中医学术传承与古籍整理工作的人才凝聚在一起，研究队伍日益壮大，研究水平不断提高。

本着“抢救、保护、发掘、利用”的理念，该项目重点选择近60年未曾出版的重要古医籍，综合考虑所选古籍的保护价值、学术价值和实用价值。400余种中医药古籍涵盖了医经、基础理论、诊法、伤寒金匮、温病、本草、方书、内科、外科、女科、儿科、伤科、眼科、咽喉口齿、针灸推拿、养生、医案医话医论、医史、临证综合等门类，跨越唐、宋、金元、明以迄清末。全部古籍均按照项目办公室组织完成的行业标准《中医古籍整理规范》及《中医药古籍整理细则》进行整理校注，绝大多数中医药古籍是第一次校注出版，一批孤本、稿本、抄本更是首次整理面世。对一些重要学术问题的研究成果，则集中收录于各书的“校注说明”或“校注后记”中。

“既出书又出人”是本项目追求的目标。近年来，中医药古籍整理工作形势严峻，老一辈逐渐退出，新一代普遍存在整理研究古籍的经验不足、专业思想不坚定等问题，使中医古籍整理面临人才流失严重、青黄不接的局面。通过本项目实施，搭建平台，完善机制，培养队伍，提升能力，经过近5年的建设，锻炼了一批优秀人才，老中青三代齐聚一堂，有效地稳定了研究队伍，为中医药古籍整理工作的开展和中医文化与学术的传承提供必备的知识和人才储备。

本项目的实施与《中国古医籍整理丛书》的出版，对于加强中医药古籍文献研究队伍建设、建立古籍研究平台，提高古籍整理水平均具有积极的推动作用，对弘扬我国优秀传统文化，推进中医药继承创新，进一步发挥中医药服务民众的养生保健与防病治病作用将产生深远影响。

第九届、第十届全国人大常委会副委员长许嘉璐先生，国家卫生计生委副主任、国家中医药管理局局长、中华中医药学会会长王国强先生，我国著名医史文献专家、中国中医科学院马继兴先生在百忙之中为丛书作序，我们深表敬意和感谢。

由于参与校注整理工作的人员较多，水平不一，诸多方面尚未臻完善，希望专家、读者不吝赐教。

国家中医药管理局中医药古籍保护与利用能力建设项目办公室

二〇一四年十二月

许 序

“中医”之名立，迄今不逾百年，所以冠以“中”字者，以别于“洋”与“西”也。慎思之，明辨之，斯名之出，无奈耳，或亦时人不甘泯没而特标其犹在之举也。

前此，祖传医术（今世方称为“学”）绵延数千载，救民无数；华夏屡遭时疫，皆仰之以度困厄。中华民族之未如印第安遭染殖民者所携疾病而族灭者，中医之功也。

医兴则国兴，国强则医强。百年运衰，岂但国土肢解，五千年文明亦不得全，非遭泯灭，即蒙冤扭曲。西方医学以其捷便速效，始则为传教之利器，继则以“科学”之冕畅行于中华。中医虽为内外所夹击，斥之为蒙昧，为伪医，然四亿同胞衣食不保，得获西医之益者甚寡，中医犹为人民之所赖。虽然，中国医学日益陵替，乃不可免，势使之然也。呜呼！覆巢之下安有完卵？

嗣后，国家新生，中医旋即得以重振，与西医并举，探寻结合之路。今也，中华诸多文化，自民俗、礼仪、工艺、戏曲、历史、文学，以至伦理、信仰，皆渐复起，中国医学之兴乃属必然。

迄今中医犹为国家医疗系统之辅，城市尤甚。何哉？盖一则西医赖声、光、电技术而于20世纪发展极速，中医则难见其进。二则国人惊羡西医之“立竿见影”，遂以为其事事胜于中医。然西医已自觉将入绝境：其若干医法正负效应相若，甚或负远逾于正；研究医理者，渐知人乃一整体，心、身非如中世纪所认定为二对立物，且人体亦非宇宙之中心，仅为其一小单位，与宇宙万象万物息息相关。认识至此，其已向中国医学之理念“靠拢”矣，虽彼未必知中国医学何如也。唯其不知中国医理何如，纯由其实践而有所悟，益以证中国之认识人体不为伪，亦不为玄虚。然国人知此趋向者，几人？

国医欲再现宋明清高峰，成国中主流医学，则一须继承，一须创新。继承则必深研原典，激清汰浊，复吸纳西医及我藏、蒙、维、回、苗、彝诸民族医术之精华；创新之道，在于今之科技，既用其器，亦参照其道，反思己之医理，审问之，笃行之，深化之，普及之，于普及中认知人体及环境古今之异，以建成当代国医理论。欲达于斯境，或需百年欤？予恐西医既已醒悟，若加力吸收中医精粹，促中医西医深度结合，形成21世纪之新医学，届时“制高点”将在何方？国人于此转折之机，能不忧虑而奋力乎？

予所谓深研之原典，非指一二习见之书、千古权威之作；就医界整体言之，所传所承自应为医籍之全部。盖后世名医所著，乃其秉诸前人所述，总结终生行医用药经验所得，自当已成今世、后世之要籍。

盛世修典，信然。盖典籍得修，方可言传言承。虽前此50余载已启医籍整理、出版之役，惜旋即中辍。阅20载再兴整理、出版之潮，世所罕见之要籍千余部陆续问世，洋洋大观。

今复有“中医药古籍保护与利用能力建设”之工程，集九省市专家，历经五载，董理出版自唐迄清医籍，都400余种，凡中医之基础医理、伤寒、温病及各科诊治、医案医话、推拿本草，俱涵盖之。

噫！璐既知此，能不胜其悦乎？汇集刻印医籍，自古有之，然孰与今世之盛且精也！自今而后，中国医家及患者，得览斯典，当于前人益敬而畏之矣。中华民族之屡经灾难而益蕃，乃至未来之永续，端赖之也，自今以往岂可不后出转精乎？典籍既蜂出矣，余则有望于来者。

谨序。

第九届、十届全国人大常委会副委员长

許嘉璐

二〇一四年冬

王 序

中医学是中华民族在长期生产生活实践中，在与疾病作斗争中逐步形成并不断丰富发展的医学科学，是中国古代科学的瑰宝，为中华民族的繁衍昌盛作出了巨大贡献，对世界文明进步产生了积极影响。时至今日，中医学作为我国医学的特色和重要医药卫生资源，与西医学相互补充、相互促进、协调发展，共同担负着维护和促进人民健康的任务，已成为我国医药卫生事业的重要特征和显著优势。

中医药古籍在存世的中华古籍中占有相当重要的比重，不仅是中医学术传承数千年最为重要的知识载体，也是中医为中华民族繁衍昌盛发挥重要作用的历史见证。中医药典籍不仅承载着中医的学术经验，而且蕴含着中华民族优秀的思想文化，凝聚着中华民族的聪明智慧，是祖先留给我们的宝贵物质财富和精神财富。加强对中医药古籍的保护与利用，既是中医学发展的需要，也是传承中华文化的迫切要求，更是历史赋予我们的责任。

2010 年，国家中医药管理局启动了中医药古籍保护与利用能力建设项目。这既是传承中医药的重要工程，也是弘扬优秀民族文化的重要举措，不仅能够全面推进中医药的有效继承和创新发展，为维护人民健康做出贡献，也能够彰显中华民族的璀璨文化，为实现中华民族伟大复兴的中国梦作出贡献。

相信这项工作一定能造福当今，嘉惠后世，福泽绵长。

国家卫生与计划生育委员会副主任

国家中医药管理局局长

中华中医药学会会长

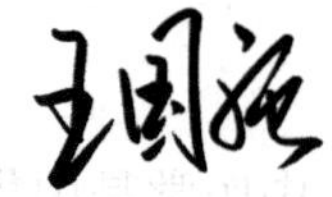

二〇一四年十二月

马 序

新中国成立以来，党和国家高度重视中医药事业发展，重视古籍的保护、整理和研究工作。自1958年始，国务院先后成立了三届古籍整理出版规划小组，分别由齐燕铭、李一氓、匡亚明担任组长，主持制订了《整理和出版古籍十年规划（1962—1972）》《古籍整理出版规划（1982—1990）》《中国古籍整理出版十年规划和“八五”计划（1991—2000）》等，而第三次规划中医药古籍整理即纳入其中。1982年9月，卫生部下发《1982—1990年中医古籍整理出版规划》，1983年1月，中医古籍整理出版办公室正式成立，保证了中医古籍整理出版规划的实施。2002年2月，《国家古籍整理出版“十五”（2001—2005）重点规划》经新闻出版署和全国古籍整理出版规划领导小组批准，颁布实施。其后，又陆续制定了国家古籍整理出版“十一五”和“十二五”重点规划。国家财政多次立项支持中国中医科学院开展针对性中医药古籍抢救保护工作，文化部在中国中医科学院图书馆专门设立全国唯一的行业古籍保护中心，国家先后投入中医药古籍保护专项经费超过3000万元，影印抢救濒危珍、善、孤本中医古籍1640余种，开展了海外中医古籍目录调研和孤本回归工作。2010年，国家财政部、国家中医药管理局安排国家公共卫生专项资金，设立了“中医药古籍保护与利用能力建设项目”，这是继1982～1986年第一批、第二批重要中医药古籍整理之后的又一次大规模古籍整理工程，重点整理新中国成立后未曾出版的重要古籍，目标是形成并普及规范的通行本、传世本。

为保证项目的顺利实施，项目组特别成立了专家组，承担咨询和技术指导，以及古籍出版之前的审定工作。专家组中的许多成员虽逾古稀之年，但老骥伏枥，孜孜不倦，不仅对项目进行宏观指导和质量把关，更重要的是通过古籍整理，以老带新，言传身教，培养一批中医药古籍整理研究的后备人才，促进了中医药古籍保护和研究机构建设，全面提升了我国中医药古籍保护与利用能力。

作为项目组顾问之一，我深感中医药古籍保护、抢救与整理工作的重要性和紧迫性，也深知传承中医药古籍整理经验任重而道远。令人欣慰的是，在项目实施过程中，我看到了老中青三代的紧密衔接，看到了大家的坚持和努力，看到了年轻一代的成长。相信中医药古籍整理工作的将来会越来越好，中医药学的发展会越来越好。

欣喜之余，以是为序。

中国中医科学院研究员

马继兴

二〇一四年十二月

校注说明

《咽喉秘集》约成书于清道光三十年（1850），作者佚名，仅在正文首页标识“吴张氏原本”，据目录“吴氏咽喉二十四大症歌诀”推断，本书非张氏、吴氏合作编著，亦非吴氏自著。从其内容以张氏学说为主、以吴氏之说作为对照和补充来看，可推断本书乃他人以张氏、吴氏两家之书合纂而成，但具体编纂者则无从考证。

该书文字浅显易懂，图文并茂，条理清楚，叙述详备，用药精练，尤其张氏喉科八门七十二症分类法，比较切合临床，对后世喉科著作产生了较大影响。刊行后，很快广为流传，从同治、光绪、宣统到民国各个时期，屡经刊刻，甚至流传至日本等地，现存版本多达百余种。

本次整理以清光绪九年（1883）合肥味古斋刻本（简称“味古斋本”）为底本，以清同治元年（1862）海山仙馆初刻本（简称“海山仙馆初刻本”）为主校本，以清同治十三年（1874）红杏山房《喉科秘旨》本（简称“红杏山房本”）及清光绪十八年（1892）日本横滨中华会馆铅印本（简称“中华会馆本”）为参校本。

校勘、注释的基本原则是：

1. 采用简体字横排，用现代标点符号对原书重新标点。

2. 凡原书中的繁体字、异体字、古字、俗字，以规范简体字律齐，不出校记，如“山查”改为“山楂”，“硃砂”改为“朱砂”。

3. 对冷僻字词加以注音和解释。

4. 底本与校本不一，而文义均通者，不出校，悉从底本；难以肯定何者为是者，原文不动，出校说明。

5. 底本与校本有异，属底本讹误，均予以校勘，出校说明。

6. 书中插图均据底本原图重新绘制。

7. 底本目录与正文标题有出入，如正文分上、下卷，今据目录修改正文，首见处出校说明。

8. 底本目录页首有“海山仙馆编”“味古斋校梓”题署，正文首页并有“张吴氏原本”字样，今一并删去。

咽喉秘集序

十三科内，喉齿有专科，岂不以会厌之关为十一经绾毂①，式饮式食，或消或息，所系綦重，非宽髀大軱②比！然业擅专门，治一症必龂龂责值③，投方寸匕药，取刀贝至不訾④。病者涩嗌⑤，膳啖⑥不能嗛⑦于口，瘖瘖呼謈⑧不可须臾忍，闻有能已之者，大愿免于患苦，倒廪倾囷⑨，叶拱以进，无毫毛顾藉心。乃稍效之以见其功，迂缓之以引其时，必蕲盈溪壑⑩而后属餍⑪。嗟嗞！养人之患以为利薮⑫，此巫匠之心也。躬窃悯然，思有以激励之，顾无所得方，有以张氏、吴氏《咽喉秘集》本见示，写图备症，述原处方，昭晢无疑，虽使不习衙推⑬者，操药以修，其效可蹻足而待。其便益有三焉：资

① 绾毂：交通要冲之地。

② 大軱（gū 姑）：大骨。

③ 龂（yín 银）龂责值：斤斤计较。龂龂，争辩貌；责值，计算比较。

④ 不訾：不可比量、不可计数。

⑤ 嗌（yì 意）：咽喉。

⑥ 膳啖：饮食物。

⑦ 嗛（xián 咸）：古同“衔”，用嘴含。

⑧ 瘖（wēi 威）瘖呼謈（bó 伯）：因痛而呼喊、叫喊。瘖瘖，象声词，喊声；呼謈，因痛而叫喊。

⑨ 倒廪倾囷（qūn 夋）：倾倒出粮仓中全部储藏，在此比喻倾其所有。

⑩ 蕲盈溪壑：希望欲望能够得到满足。蕲，古同“祈”，祈求；溪壑，本指河流深谷，借喻难以满足的欲望、贪欲。

⑪ 属餍（yàn 厌）：饱足、满足。典出《左转·昭公二十八年》：“愿以小人之腹，为君子之心，属餍而已。”

⑫ 利薮：获取财富之处。利，钱财、财富；薮，聚集之处。

⑬ 衙推：原为唐代所设的官名，其后多以此称谓医生。

舟资车，卒然遘①疾，检书按症，能辨其轻重危险，不至适适规规，惊惧忧疑，便益一；操不律②，书赫蹄③，呼童市之肆，咄嗟④立具，无大药苦乏之患，便益二；肘后之秘，传于副墨，上池之水，遍丐医门，柔存刚亡之宜，五脏六腑之汇，诵习其书，忸忕⑤其说，千金之剑，必不独知，洴澼⑥之方，无所市重，便益三。衷是三端，亟授二氏以激励夫享帚自珍者。虽然谚有之：肺腑而能语，医师色如土。是书行，恐世其业者以秘密藏中休粮方，为张、吴两先生发其覆，当有分卫无所之叹也。

光绪癸未仲秋合肥张绍棠又堂甫书于醉秋槛

---

① 遘（gòu 构）：遇到。
② 不律：笔。《尔雅·释器》："不律谓之笔。"
③ 赫蹄：古代称用以书写的小幅绢帛，后亦以借指纸。
④ 咄嗟（duōjiē 多接）：霎时，迅速。
⑤ 忸忕（niǔshé 扭舌）：习以为常，习惯于。
⑥ 洴澼（píngpì 瓶僻）：本谓漂洗（棉絮），在此引申为寻常之方药。

目　录

① 吴氏丹药列方：底本下有“咽喉口齿各有专科，此书既备二科，宜题曰《喉齿秘集》。兹仍其旧者，亦名从主人义也。味古斋志”字样。

总　论[1]

夫左为咽属胃，右为喉属肺，乃一身百节之关，呼吸出入之门。《内经》云：一阴一阳结而为痹。一阴者，手少阴君火，心之脉气也；一阳者，手少阳相火，三焦之脉气也。二脉共络于喉，气热则内结，结甚则肿胀，胀甚则气痹。痹者，不仁之谓，此喉痹之所由名。而乳蛾、喉闭、缠喉等症，皆痹类也。吴氏说。

有风、寒、火、湿、毒、虚之别，或风火相搏，或寒暑相聚，其症变幻不一。如漫肿而多痰，风与湿也；淡白而牙紧，风寒也；紫色不肿而烂者，风伏寒也；红肿而脉浮者，风火也；脉沉实，烂而不肿者，毒也；脉细数而浮者，虚火也；脉细而缓者，虚寒也。六者之象，可类推也。大凡初起之症，诊右寸洪紧，肺风也；两关浮数，胃火、肝风也；左寸浮洪，心火也；右寸沉迟，肺伏寒也；右寸洪细，肺伏热也；右尺洪大，三焦火旺也；左尺浮洪而有力，肾虚火炎也。六脉大略论治，俱可用六味汤加减。症若凶险，脉宜细诊，再察形穷原，对症用药，自然可愈。经云神圣工巧，不过望闻问切，细心推详，庶无差误耳。张氏说。

喉症分经

喉有二孔：左为咽属胃，纳食之关；右为喉属肺，纳

---

① 总论：底本页首有“咽喉秘集上”字样，据目录删。

气之关。口内上腭属胃阴，下腭属脾阳。舌之中属心，四围属脾，舌根亦属心。小舌又名蒂丁，属胃。喉之左右、舌根属肝，外两耳垂下亦属肝。牙根上属胃，下属脾。舌胎[1]白主寒，黄主热，焦热甚，黑热极。凡舌胎不单论色，但有津者非真热，不可概投凉药，宜引火归原。大红舌边乃脾火，可用清凉之剂。喉痈地位属肝，再连内寸许，或烂或肿，俱属脾胃火毒之症，结毒亦有之，但结毒者两关脉必沉，两关脉浮非结毒也。此分经大略，再考图形便悉。张氏说。

咽喉治法要论

医者当审其病由，参之时令，必须大涌其痰。去痰之法，先备温水，使病人漱口，如点刺或吹药，令其垂头流去痰涎，俟痰涎少止，仍以温水频频漱之。

如虚弱人及病势重者，须要着人扶好，或用银针刺其患处。风热则散之，火症则清之，甚者下之，阴寒者温之。若初起骤用寒凉之药，则上热未除，中寒复生，其毒乘虚而入，即喘不休，死不救矣。大抵风热症十之七，火症十之三，寒症十无一二也。

病昏沉，痰多气急，饮食不进，发热不退，牙关紧闭，脉息微弱者，症必重。

---

① 胎：古同“苔”。

人事不醒，痰气上攻，声如雷，呛食眼张，天柱倒陷，面墨色焦，鼻如烟煤，张煽不定，目睛突出，汗发如雨，咽喉干痛，声哑无痰，手足麻至膝盖，发喘及呃，脉息如丝，乃死症也。

临症用药，生死反掌。医者不可怀希冀之心，故意延挨；病者不可起懈怠之念，以致决裂。古云走马看咽喉，不待少顷者，即此谓也。

遇症用药后，痰少肿退，即愈。如已溃，用药后，越两日即可进饮食者，三日后无不收功。

喉癣用药后，患处要变红色，知痛痒，有津液润泽者，可治。

用刀、针，须向自己勾来，不可向病人口内剔去。

咽喉忌下刀之地有四处：咙化、哑门穴、喉关两坳上、舌下筋。

若用刀，其刀头上须蘸巳药，或亥、申药，庶不作痛。

临症先诊其脉象轻重，后看其患处深浅。若脉绝、脉怪、脉死，则毋须用药矣，因毒已入腹，非药力所能挽回也。

缠喉风及阴虚喉癣二症，最险而难治，至危而不易识。缠喉风内外无形，其患在关内，上面有红丝，如未入心尚可用药，已入心则不治。凡遇此症，宜早治，在一日半日之内，可保无虞。阴虚喉癣如痨虾皮形，有青白点子，高低大小状如暑天痱子，其症虽危，延日最久，或一年半载而死，或一月或半月而死。如起病数日之前治之，十症可得九愈。

看喉肿处，其色变红者，即成脓之候，可不刺而自溃也。

喉症用糯米泔水，或甘桔汤，或薄荷汤，俱要温和为主。山楂焙燥磨细末，煎药内可加一撮，乃消肿去毒，治咽喉之要药也。以上十四条，吴氏说。

病人壮者，药可猛；弱者，攻宜缓。

动针不可伤小舌，要紧！

夜晚看症，宜倍加细心，药用六味汤，天明复看，再为加减。

凡针舌下两边青筋，血红生，血黑死，服宜清膈消痰解毒之剂。以上四条，张氏说。

四绝症

走马喉风、锁喉风、走马牙疳、缠喉风。

此皆凶险之症。若不吐不泻、针之无血、药不能入，皆为不治。慎之！慎之！

十六绝形

舌卷囊缩、角弓反张、油汗如珠、十指无血、喉哑呛食、喉干无痰、吐血喉癣、六脉沉细、声如锯拽、大便十日不通、鼻煽唇青、天柱倒塌、脉细身凉、两目直视、缠痰气塞、喉菌不治。

脉　式[①]

左手脉式

心脉悠扬缓散	寸	心包络 小肠
肝脉沉而弦长	关	肝 胆
肾脉虚细而宜大	尺	肾 膀胱

凡诊脉，一呼一吸四五至者，平和脉也。三至为迟，六至为数，病脉也。

右手脉式

命门脉缓而悠扬	尺	命门 三焦
脾脉缓而散大	关	脾 胃
肺脉浮涩而短	寸	肺 大肠

脉迟则寒，脉数则热，细缓则虚寒，细数则虚热，六

① 脉式：原脱，据目录补。

脉一理。

针　穴凡六穴应病行针

头面	颊车穴	在耳垂下八分	足阳明胃经
右手	少商穴	在大指内甲角	手太阴肺经
	中冲穴	在中指内甲角	手厥阴心包络经
	少冲穴	在小指内甲角	手太阳小肠经
左手	商阳穴	在食指内甲角	手阳明大肠经
	关冲穴	在无名指外甲角	手少阳三焦经

吴氏咽喉二十四大症歌诀今存二十二症

喉　痹

郁火攻兮喉痹成，或生左右小棋形，

鲜红酒毒光如镜，肿在喉间风热胜。

其症形小而圆，初起或消或刺皆可。如其色紫红，平塌光如镜者，不可刺，宜内消，因其毒发于本源故也。

喉　闭

积热风痰喉欲闭，因生血泡在喉间，

忽然壅塞樱桃似，点刺流涎病即安。

其症宜发表清热，先用针点，后吹子、丑二药。

缠喉风

恶寒恶痛名阴毒，内外无形气短促，

胸前红肿足多寒，若见红丝针贵刺。

药宜发表，吹药先用巳药。如见红丝即刺断，再用子药。

呛喉风

此症谓之飞丝毒，口中发泡丑药覆，

燥极点痰热在心，忽然呛食终非福。

用针挑破血泡，后上丑药，兼吹子药。煎药宜清热祛痰。

哑喉风

哑瘴喉症犯咽隔，口不言兮牙关塞，

面紫唇青冷涕流，风疏痰降即无厄。

其症牙关紧闭，先用巳药，后用申药，前后抹之，风痰去尽为度。煎药先发表后清热。

弄舌喉风

体发热兮口内肿，舌出频将两手弄，

笔针患处去痰涎，解毒疏风清热壅。

用三棱针刺破少商穴，先用巳药，后用子药。

烂喉风

烂喉风症频频热，唇若涂朱口内裂，

看其患处浅和深，药宜子丑兼调摄。

子、丑二药和匀上之，再用巳药收功。煎药宜清热。

单乳蛾

喉内肿如桃李形，或左或右单蛾名，

此症早治可速退，痰消毒散自然平。

此症不论已成、未成，皆可刺。其形大而长，初用巳药，后用子、丑二药收功。煎药先发表后清热。

喉　痈

七情郁结病成痈，六日之内可刺脓，

不治须防成冷瘘，巳申药到定收功。

其患在喉咙化合后之正中，到四五日后可刺，早刺防复肿。未刺前及未溃前吹药，先用巳字，后用申字，溃后用子、丑二药。煎药先发表后清热。

牙　疔

太阴脾土足阳明，二火交攻疔即成，

患在牙龈如豆大，排针点破即安宁。

先用申药，后用子药。

牙　宣

此症起时因胃热，壅而宣露常流血，

药吹酉未即能除，清胃煎来功奏捷。

先用子药，后用酉药、未药二种止血。煎药宜清胃火。

木　舌

舌病心经受风热，忽然肿破口难说，

看时左右共宜针，药用栀连火气灭。

吹申药，看紫色处用小刀点之出血，后吹子药。

重　舌

莲花之症看如何，三舌攒在舌底疴，

戌药频搽宜更点，清心泻火莫蹉跎。

用申药吹之，不退，再用戌药。

上三症，用清热解毒煎药。

重　腭

体虽不热独心劳，舌上生来似小桃，

药用黄连解毒饮，吹宜冰片不须刀。

用子药吹之。

走马牙疳

小儿疳症属于脾，黑腐沿开臭不宜，

子丑合参兼卯药，穿腮落齿总难医。

先用米泔水洗净，或温水亦可，药用子、丑和匀敷上。如不应，乃险症也。煎药用解毒。

痧痘口疳

痘余痧后口生疳，烂在牙龈痘毒传，

若是见痧生满口，须从心胃二经参。

吹子、丑、卯药。煎药宜泻心胃二火。

双乳蛾

双蛾两两生喉间，关上轻兮关下难，

气吹好似红李子，轻消重刺去风痰。

形与双单蛾[1]同，刺不论已成、未成，先吹巳药，不退再点子药。煎药先发表后清热。

蚂蝗疔

疼而微白蚂蝗疔，腭上生来韭菜形，

---

① 双单蛾：诸本同，疑为上文之“单乳蛾”。

内不肿兮发寒热，速宜针刺自然平。

用申药点去恶血，后上子药。煎药有表发表，无表解毒泻火。

连珠风

两坳深处患连珠，初起沿开白色余，

日久渐成八九点，药和子丑病当除。

和匀子、丑、巳药吹之，兼上寅药。煎药宜清热解毒。

阴虚喉风

癣症原来因损肺，斑生苔癣若虾皮，

时时发热频频嗽，面赤声嘶病可虑。

其症虚弱，不宜发表，须用滋补兼解毒。上半月痛甚者，乃气虚；下半月痛甚者，乃血虚。吹卯药并上丑、酉二药。如日久不减者，不治。

杨梅喉癣

杨梅结毒癣由生，片白喉中秽气闻，

白色变黄才可治，酉随子丑共追寻。

和匀子、丑二药吹入，后用酉药收功。煎药宜解毒。

咬牙风

咬牙即是锁喉风，毒在牙龈胃火攻，

不治恐成牙漏症，开关辰药子收功。

先用辰药擦牙龈缝中，如肿不退，再用子药。煎宜清热解毒。

张氏咽喉七十二症治图说

咽喉门十一症①

帘珠喉②

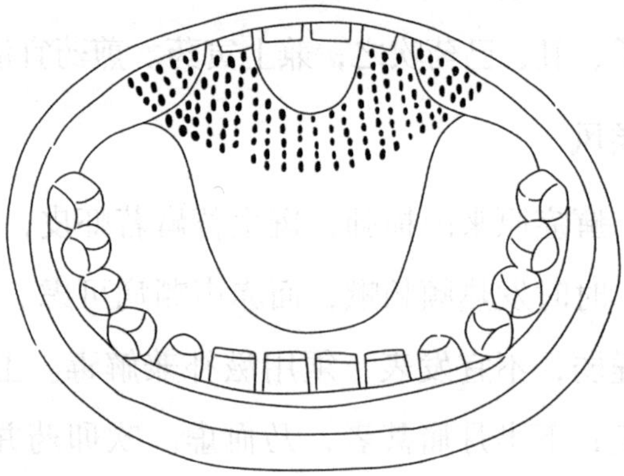

帘珠喉，满喉如白网细状，两边微肿，根有白点带红色，小舌红肿，咽水大痛。此症因郁积热毒而发，其脉两寸浮洪，两尺亦数大而洪。此上盛下虚之症也，宜清火，用六味汤加盐炒黄柏二钱，酒炒黄芩二钱，盐炒知母二钱，熟石膏五钱，山豆根二钱，盐炒元参二钱，山栀一钱，木通一钱，生地二钱。服一剂，来日再加连翘三钱，紫花地丁三钱，熟地二钱，丹皮二钱，草河车二钱，川连一

① 咽喉门十一症：原作“凡十一症”，据目录改。

② 帘珠喉：底本上行有“咽喉门一”字样，据目录删。下同。

钱，金汁一盅或煎柏枝汁一盅（冲服乃妙），外吹药，六七日可愈。

呛食哑喉

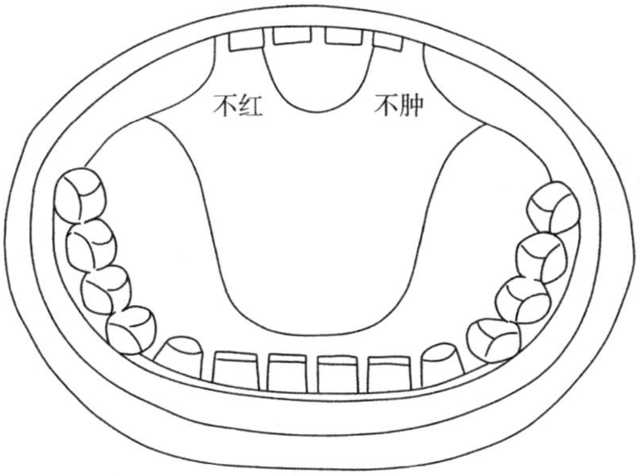

呛食哑喉，此症因伏邪在肺，声哑呛食，六脉迟细甚，属阴症。

余曾治一人，年二十，患此三年，饮食少进，病在将危。余诊视再三，病虽久，脉尚有力有根，或可治。用六味汤加麻黄三钱，桂枝一钱，苏叶三钱，木通一钱，细辛二钱，白芷一钱，诃子二钱，皂核三钱，姜炒半夏二钱，连服五六日。病虽退而声哑未除，换加桔梗一两，诃子七钱，甘草七钱，薄荷一钱，以上俱童便炒，麻黄一钱，煎数沸，噙嗽，徐徐咽下，服十剂乃愈，后服补药健脾。

内外肿喉

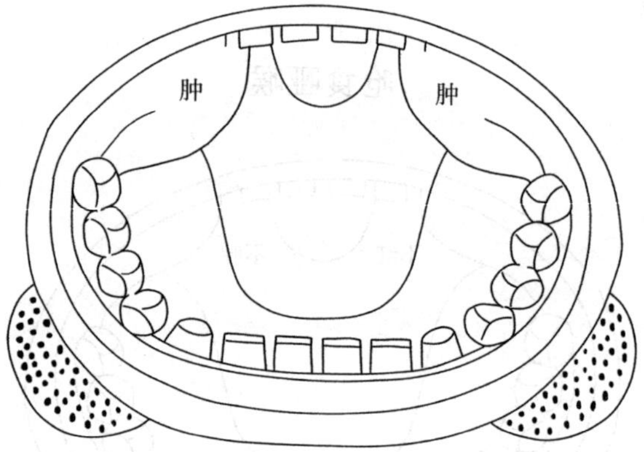

内外肿喉，此症生于喉关之下，阴阳相结，内外皆肿，或有烂斑，火郁之症。用六味汤加炒黄芩三钱，熟军五钱，海浮石二钱，外吹药。来日换加丹皮一钱半，生地二钱，酒炒黄芩二钱，生石膏三钱，炒山栀一钱，木通一钱，即针少商、商阳两手四穴。如背寒，加羌活；胃泛，加葛根。柏枝汁亦可漱之。

风热喉

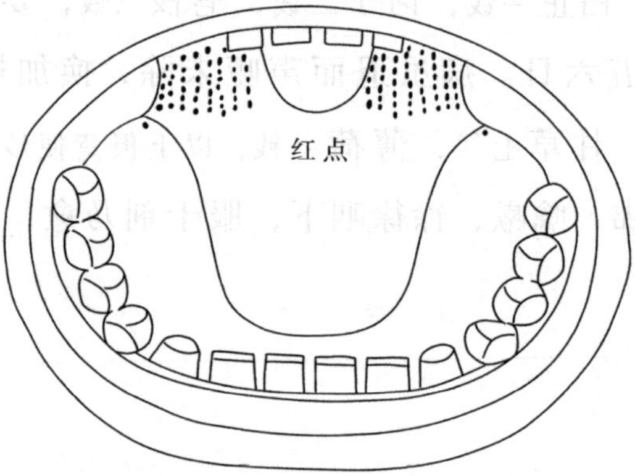

风热喉，此症感风热而起，满喉发细红点，根带淡白，舌下两边三四块，六脉洪紧。用六味汤加盐炒元参二钱，酒炒黄芩三钱，山栀一钱，花粉一钱，一服可愈。外用吹药，兼服八仙散。

紫色虚喉

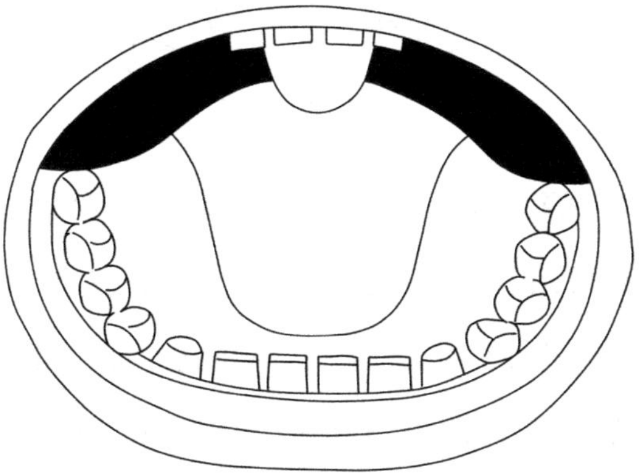

紫色虚喉，喉间紫红，久之变烂，如生漆色，因初起早服寒凉之药故也。此症肺胃伏寒，平而不肿，饮食难进，吐出乃腐肉者，宜急治之。如误认为火热之症，反以三黄、犀角、羚羊角等药，则吃成死症矣。余见此等紫色之症，不论名色，喉间绝无影形，满喉皆紫，脉缓身凉者，用六味汤加细辛五分，葛根一钱，苏叶一钱，白芷、川芎、麻黄各一钱，服后紫变为红，换加盐炒元参二钱，酒炒黄芩二钱，花粉二钱，即愈。

喉　癣

喉癣，此症因肾虚火旺，发癣于喉，不肿而微红，上有斑点，青白不一，如芥子大，或针孔、绿豆大，每点生

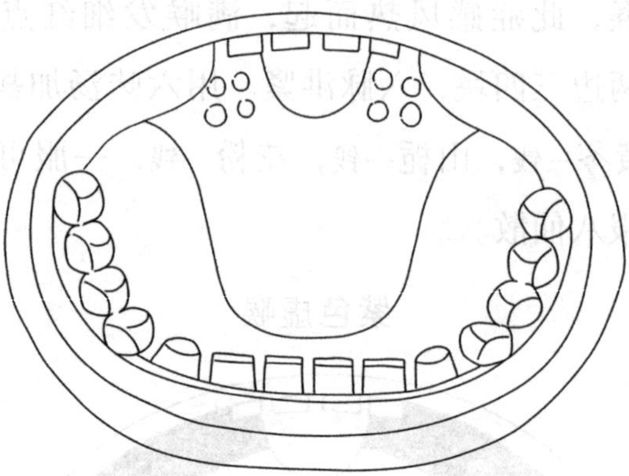

芒刺，入水大痛，喉间声哑，咳嗽无痰，六脉细数者，用知柏地黄汤兼四物汤加麦冬、炒元参、盐炒女贞子、枸杞、人参、洋参二参或煎药不用，入丸药亦可、首乌、阿胶各二钱。十服后，用桂附八味丸加女贞、枸杞、二参俱盐炒，淡盐汤下，每服四钱。如前知柏地黄汤、四物汤服后不应，酌加附、桂每服各三钱，冷服，此引火归原之法也。如六脉洪数，恐难脱体，外兼用吹药治之。

喉疳

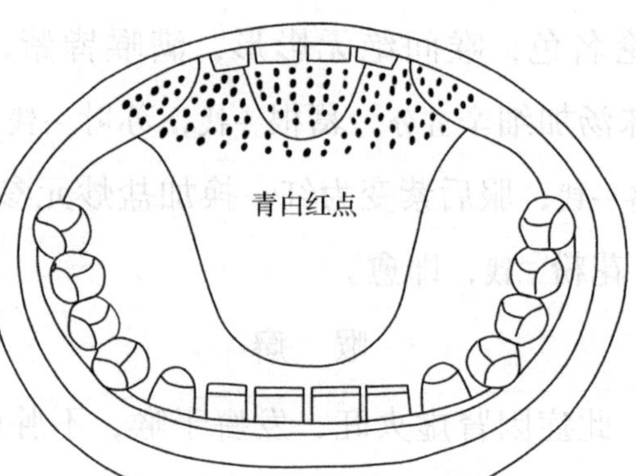

喉疳，此症肾虚火旺沸腾上部而发，喉间、上腭有青白红点，平坦无刺，故名喉疳。声不哑，不咳嗽，两尺脉虚者是也。先用六味汤，去荆、防、蚕三味，加盐炒元参一钱，酒炒黄芩二钱，丹皮二钱，生地二钱，盐炒山栀一钱，盐炒水拌再炒女贞钱半，盐炒知母钱半，男加龟板五钱，女加鳖甲五钱，服五剂或十剂。如不愈，再加附、桂各三分，另煎入药，冷服。愈后合桂附八味丸加元参、知母、女贞、枸杞各药俱盐水炒，服一料可愈。外用吹药。

飞扬喉

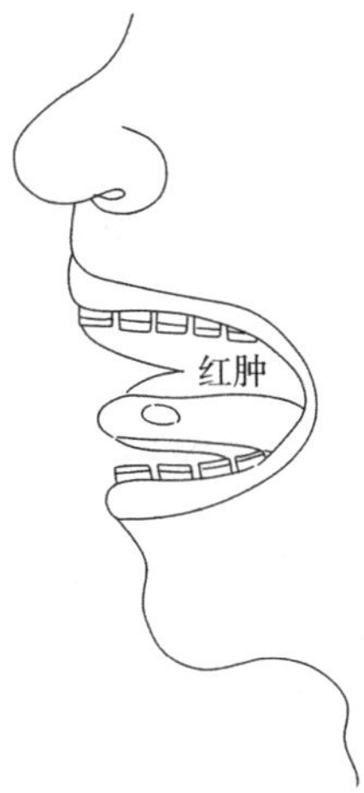

飞扬喉，此症风热上壅，上腭红肿，气不能通，咽物不下，从小舌中飞扬满口，此系凶恶之症。急针患处出血泄气，吹药，内服六味汤加连翘、葛根、黄柏、山栀、木通各一钱，生石膏四钱，一二服可愈。

虚哑喉

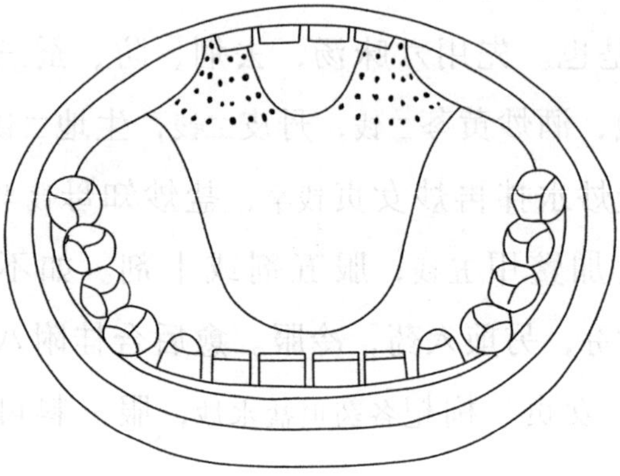

虚哑喉，喉间不肿，两边关内少有红点，声哑不明，牙关不开。此症乃内外风火，因喜食酸涩之物，肺气不清故也。用六味汤加细辛三钱，苏叶二钱，服一剂，声音不哑，换加生地、丹皮各二钱，盐水炒山栀、木通、花粉各一钱，二服愈矣。

声哑喉

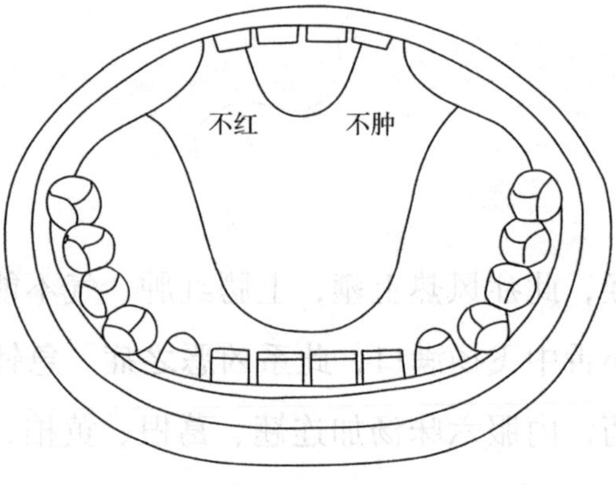

声哑喉，此症寒伏肺腑，不肿不红，又无烂点，惟觉干痛，难于饮食。用六味汤加苏叶、麻黄各二钱，细辛五分，二服后，麻黄、苏叶各减半，再二日换加花粉、黄芩、羌活、姜炒半夏各一钱，皂核二十粒，诃子二钱，桔梗五钱，甘草五钱，上三味皆拌童便炒，四五服乃愈。初起不可用凉药，此症非三四月不能求痊。

烂沙喉

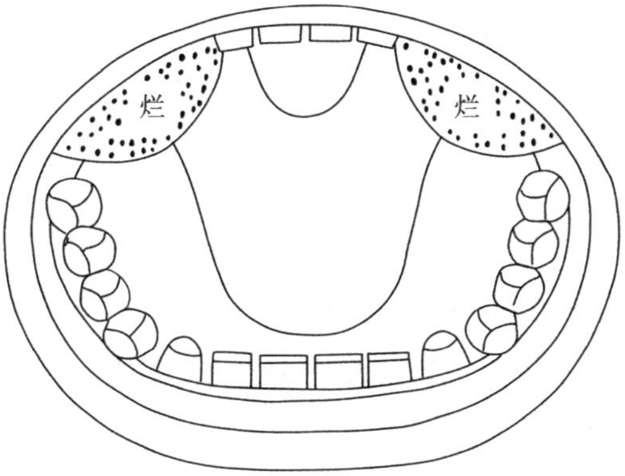

烂沙喉，此症发于伤寒之后，表邪未尽，生喉关内，肿烂，右关脉急，肺脾之症可知。用六味汤半服，加酒炒黄芩一钱，花粉一钱，盐炒元参二钱，葛根一钱，生石膏二钱半，淡竹叶二钱，草河车二钱，连服四剂。如烂斑不退，加生大黄三钱，津化八仙散、玉枢丹，每服五分，三服可收功。

乳蛾门七症[1]

双乳蛾

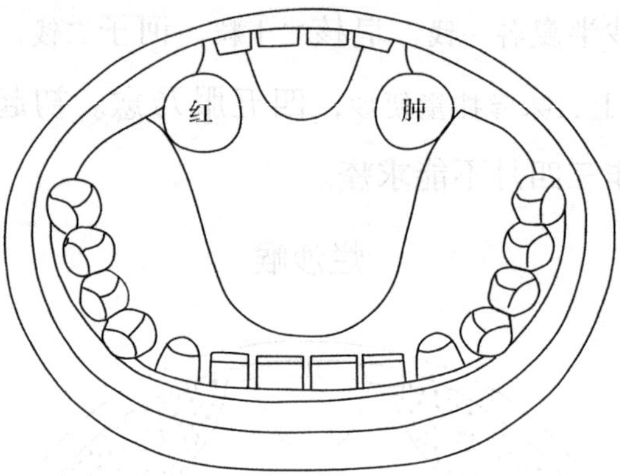

双乳蛾，此症感胃肺二经而发，生于关口上部，两边如樱桃大，肺胃之症也，身发寒热，六脉弦数。先针少商、商阳两手四穴，或挑破患处出血亦妙。先用六味汤加陈皮、海浮石、苏叶、羌活各钱半，两服可愈。如肿不退，六脉有力，加大黄三钱。

单乳蛾

单乳蛾，此症生于双蛾地部之旁，或左或右，六脉浮数，因伤寒后邪未散尽，身热恶心，恐见痧疹。用六味汤加葛根二钱，苏叶一钱，羌活二钱，鲜芫荽五钱，无鲜者用子三钱，一服退半，来日再加黄芩酒炒，二钱，花粉二钱，山栀、赤芍、木通各一钱，即愈。

---

① 乳蛾门七症：原作“凡七症”，据目录改。

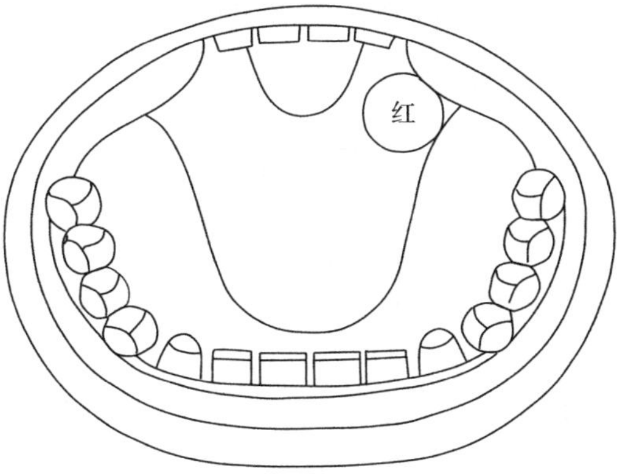

烂乳蛾

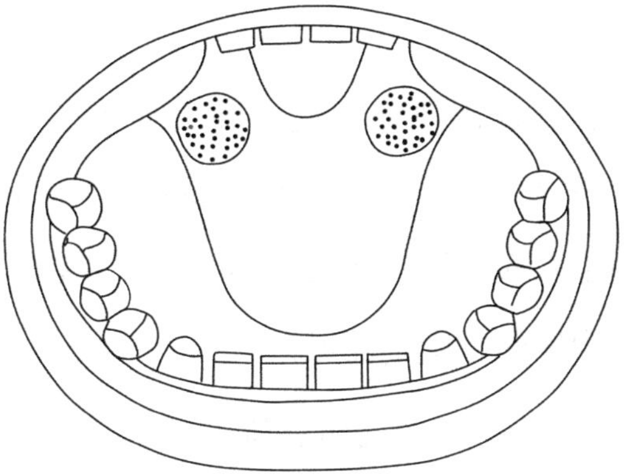

烂乳蛾，此症因肺胃郁热，红肿烂斑，大痛难食，六脉弦紧。宜急针少商、商阳两手四穴，用六味汤加葛根二钱，苏叶、盐炒元参各一钱，炒黄芩二钱，冲柏枝汁一杯，漱喉间徐徐咽下，再用八仙散一服，津化下。来日去苏、葛二味，加山栀、木通、生地、丹皮、浮石、花粉各二钱，脉大有力加生大黄三钱，脉虚用八仙散同柏枝汁照前吃法，三四日可愈。如声哑背寒，六味汤加葛根二钱，苏叶一钱，羌活一钱，细辛三分治之。

风寒蛾

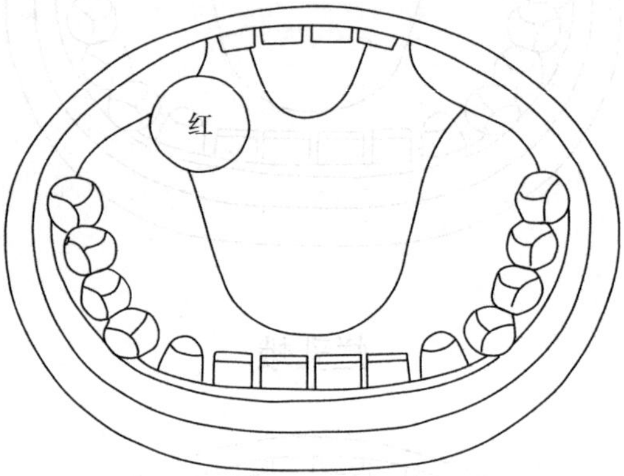

风寒蛾，此症因风寒而起，肿大如李，头不能下视，气塞不通，寸关之脉浮紧，肺胃之症也。即针少商、商阳、少冲两手六穴，用六味汤加苏叶三钱，羌活一钱，一服可愈。若早用凉药，则不能退矣。

白色乳蛾

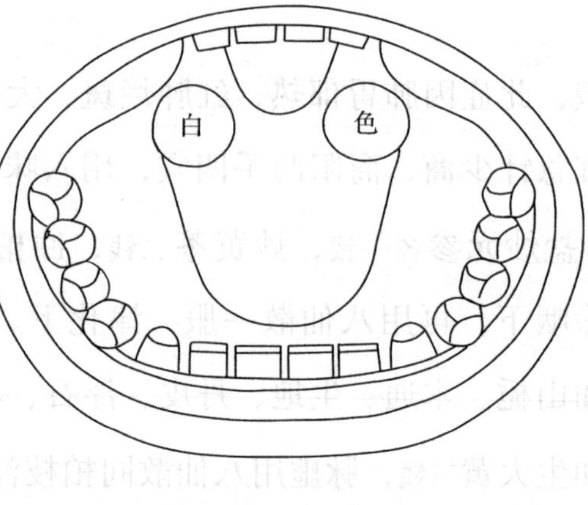

白色乳蛾，肿塞满口，身发寒热，六脉浮弦，因肺受风寒之症也。六味汤加苏叶二钱，细辛三分，羌活二钱，一服可愈。

石蛾

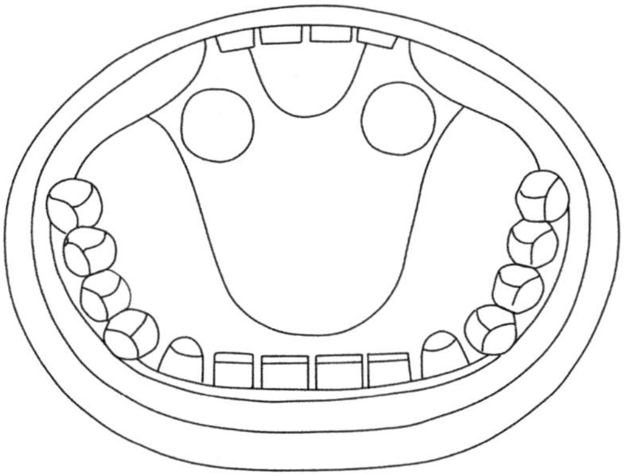

石蛾，此症因胎生本原不足所致，生于乳蛾地位，少进半寸。初生不可用凉药，不可动针刀。此乃肝火老痰结成恶血，凡遇辛苦即发。用六味汤加贝母一钱，生地二钱，牛蒡一钱，麦冬一钱，木通一钱，服四五剂。如不退，去六味用生地钱半，丹皮一钱，象贝母钱二，甘草、牛蒡各一钱，桔梗八分，麦冬一钱，木通六分，薄荷二钱，灯心二分，服以愈为度。外吹退肿药。

伏寒喉蛾

伏寒乳蛾，凡伏寒之症其色紫，治法同紫色喉痈门。如孕妇喉痈，虑服药有碍，将药煎浓，漱喉吐去，亦可愈。

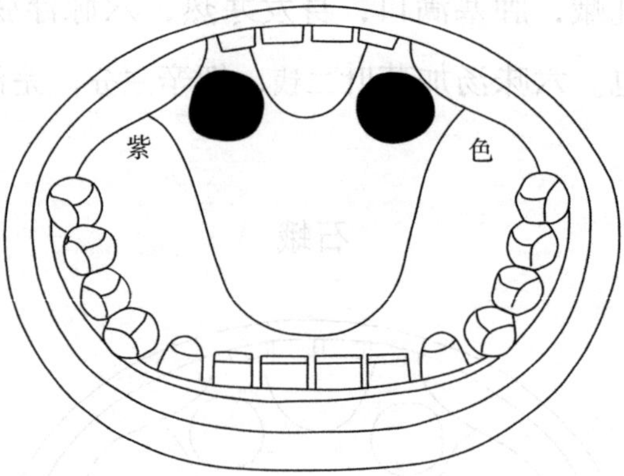

喉痹门七症①

烂喉痹

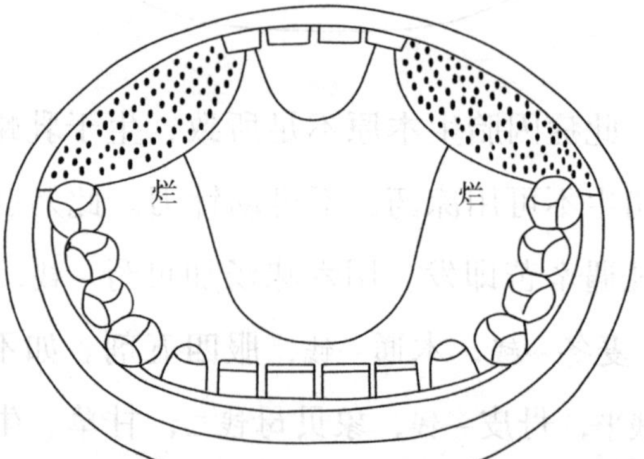

烂喉痹，此症因肝胃热毒，外感时邪而发，形如花瓣，烂肿白斑，痛叫不食，目睛上泛，六脉洪大。速针少商、商阳、关冲、少冲两手八穴，有血生，无血死。用六

① 喉痹门七症：原作“凡七症”，据目录改。

味汤加生大黄一钱，盐炒黄芩二钱，入酒少许，元参二钱，盐炒生地二钱，丹皮二钱，海浮石二钱，山栀一钱，木通一钱，两服后，去大黄，用六味汤再加生石膏三钱，诃子钱半，整柏子仁柏枝汁制，二钱，四服可愈，并服八仙散二钱，津化下。此症若脉细身凉，不治。

白色喉痹

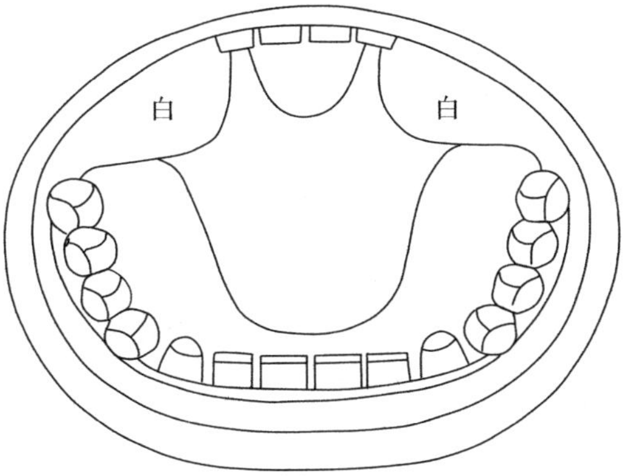

白色喉痹，此症因肺胃受寒，脉迟身热，用六味汤加细辛三分，羌活二钱，苏叶、陈皮各一钱，二服可愈。若变红色干痛，去前四味，换加山栀、木通、酒炒黄芩、生地、黄柏各一钱；痰多加海浮石、半夏、花粉各一钱。

寒伏喉痹

寒伏喉痹，此症肺经脉缓，寒重色紫，亦不大肿。若误服凉剂，久之必烂。凡遇紫色者不可作火治，用六味汤加细辛五分，麻黄、桂枝、苏叶、瓜蒌、诃子、牛蒡各一钱。甚者吐出紫血块，治法亦同。未烂者加苏叶

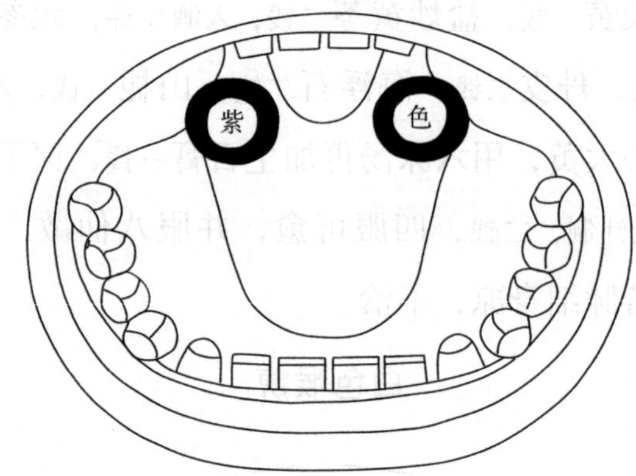

二钱，细辛五分，柴胡、海浮石各一钱，肿与不肿同治。

双喉痹

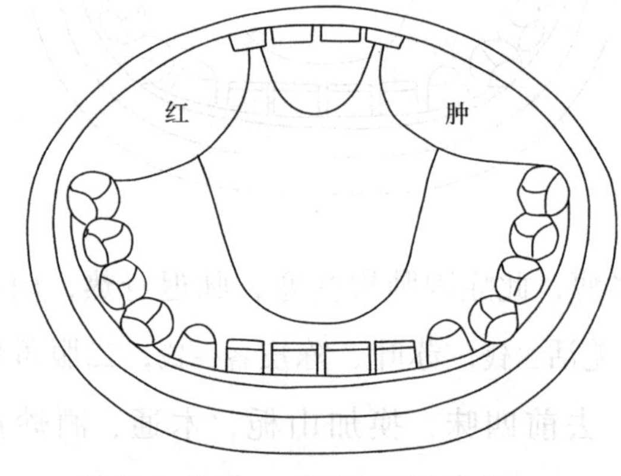

双喉痹，生于上腭关内两边，形如榄核，痛而难食，胃经积热所致，或发寒热，两关脉洪大者是也。速针患处，或少商穴亦可，先用六味汤一服，来日再加黄芩、山栀、木通、炒元参各钱半，一服可退。烂者不可针，但于患处用吹药。

单喉痹

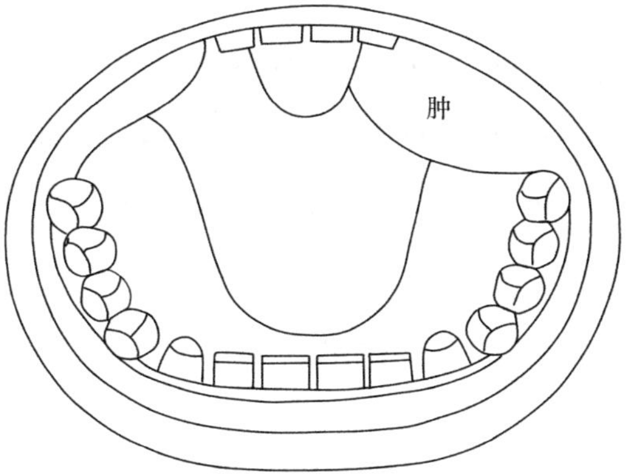

单喉痹，或左或右，治法同双喉痹。

淡红喉痹

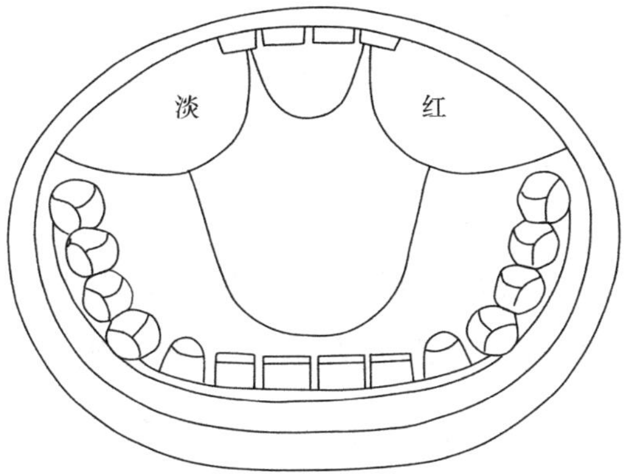

淡红喉痹，肿如鸡子，饮食不下，身发寒热，眼红呕吐，恐有斑毒在内，急针少商、商阳、关冲、少冲左右八穴，或患处挑破。用六味汤加苏叶、羌活、葛根各二钱，鲜芫荽五钱，服一剂，满身发出痧疹，呕吐即止。或身热不退，喉外亦肿，此内火外泄也，用六味汤换加生大黄三钱，葛根、黄芩、山栀、元参、花粉各二钱，生石膏五钱，滑石二钱，二服后，去大黄、石膏，再服四五剂可愈。有烂斑，用八仙散一服，津化下，兼服柏枝汁。此症因伤寒时邪未消之故，两关脉沉细，两寸尺四脉虚数者是也。

走马喉痹

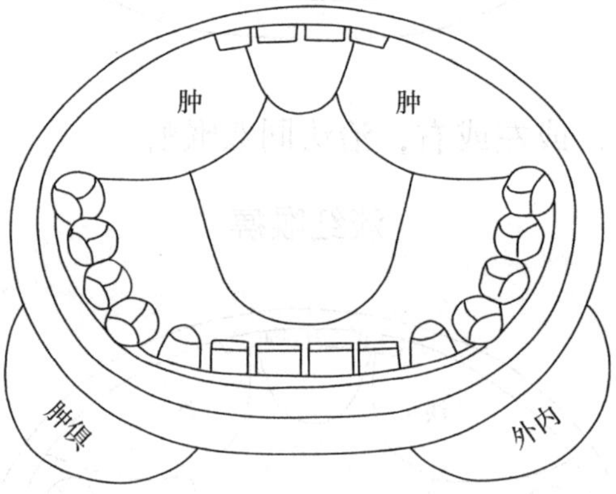

走马喉痹，内外俱肿，此系急症，肝脾火闭不通而为痹，或发寒热，脉洪大者生，沉细者死。用六味汤加葛根二钱，柴胡一钱，细辛五分，漱之，再加角刺二钱，归尾二钱，赤芍二钱，草河车二钱，生军五钱。痰多加浮海石三钱，制半夏二钱；身热背寒加羌活一钱，苏叶一钱。急刺少商、商阳、关冲两手六穴，血多为妙。

喉风门十二症[①]

内肿锁喉风

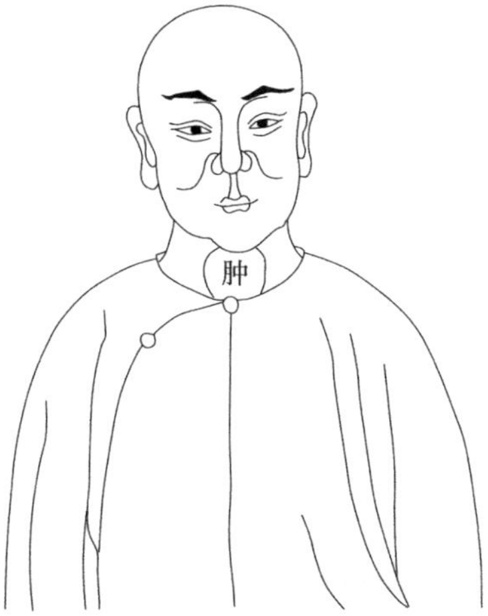

内肿锁喉风，此症由肺胃两经阴阳相结，内塞不通，外无形迹，喉内多痰喘。治法兼见下缠喉风门灌吐法，再用六味汤加麻黄二钱，生军五钱，细辛一钱，苏叶二钱，桂枝一钱，羌活二钱，煎数沸服，或泻或吐为妙。如不吐泻，针少商、商阳、关冲、曲池、合谷左右十穴，有血生，无血死。左右关寸脉弦紧洪大者生，沉迟者死。吹吊痰药。

曲池穴在肘曲横纹头，臂之外侧。

合谷穴在虎口背，大指、食指合界之端，宛宛中央[②]。

---

① 喉风门十二症：原作“凡十二症”，据目录改。

② 宛宛中央：海山仙馆初刻本、红杏山房本、中华会馆本均无此四字。

缠喉风

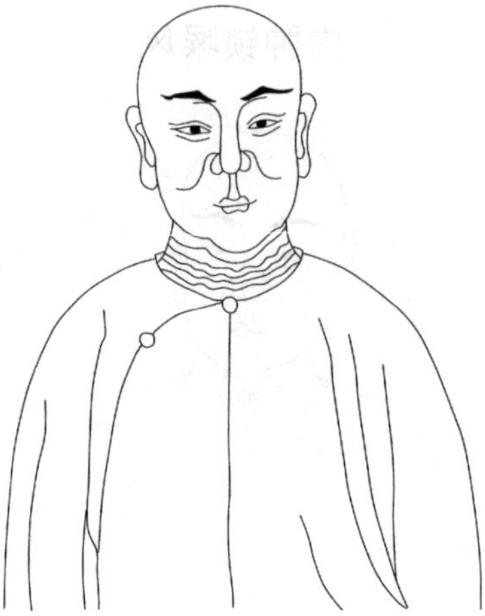

缠喉风，因肺感时邪，风痰上壅，阴阳闭结，内外不通，如蛇缠紧，关下壅塞，甚者角弓反张，牙关紧闭。先用开关药吹鼻擦牙，以吐为度，再速针颊车左右二穴，灸艾数壮，或用鸡蛋清冲白矾灌之。以上诸法如不吐，再针少商、商阳、关冲、少冲、少阴五穴，有血为度，无血不治。用六味汤加生军一两，麻黄、羌活、苏叶、诃子各二钱，煎灌，或泻或吐皆妙。如不吐即针之，针而无血，六脉沉细者不治。吹用胆矾去痰药。

匝舌喉风

匝舌喉风，此症生于喉之上下两边，迫于小舌，有泡或红或紧，外脸皆肿，喉内不肿，舌卷粗大。此恶症也，痊者甚少。用六味汤加用黄连一钱，黄芩二钱，生军四钱，连翘二钱，冲玉枢丹一钱，急进三四服，或有可生。如牙关

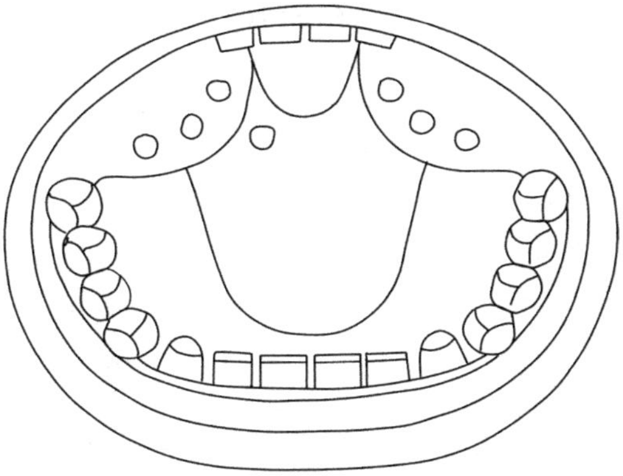

黑肿，齿落头摇，不治。此症乃肺肝积毒所致。

虚烂喉风

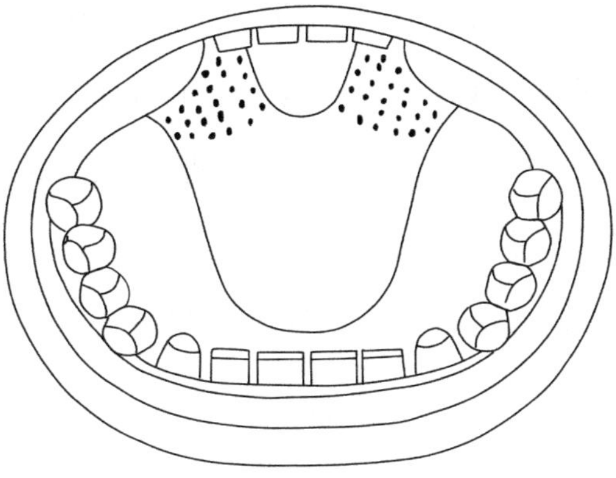

虚烂喉风，此症因本源不足，虚火上炎，生于喉之关内上下，红色白斑，痛烂不肿，六脉细数是也。初起用六味汤加盐炒元参二钱，酒炒黄芩二钱，炒山栀、花粉各一钱，生地三钱，丹皮二钱。二服后，去六味汤，加盐炒知母、黄柏各一钱，服五剂。如两关脉大，作结毒治，用药照下胃热毒门，外吹药，并服八仙散。

白色喉风

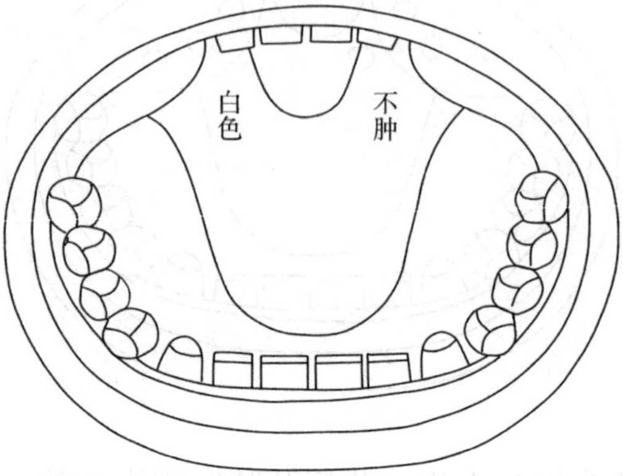

白色喉风，此症因寒包火伏于肺经，白而不肿，上有红紫烂斑，脉象不数，身热怕寒，火欲外发。用六味汤加葛根二钱，麻黄一钱，苏叶一钱，柴胡五分，花粉钱半，桂枝、羌活各一钱，一二服，兼八味神仙散一服，津化下。患处变红色换加盐炒元参二钱，酒炒黄芩二钱，炒山栀、木通各一钱，二服可全愈。紫色喉风同此治法。

酒毒喉风

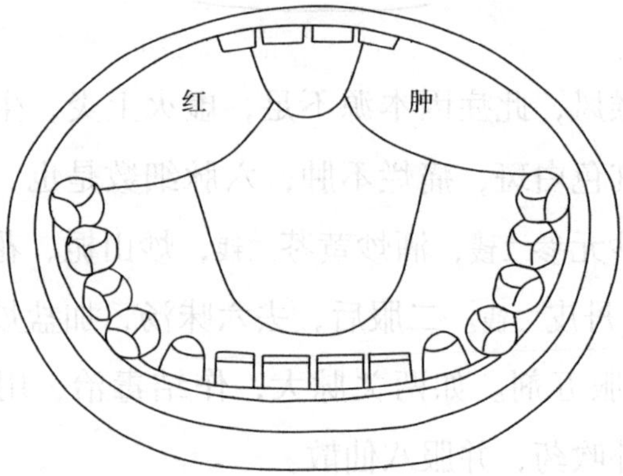

酒毒喉风，此症因醇酒厚味所致，生于关内，红肿痰多，咽物不下，肺脉独迟，两关皆大。用六味汤加生甘草一两，葛根一钱，海浮石三钱，花粉二钱，枳椇子二钱，山栀一钱，煎汤漱之，来日再加盐炒元参、生地、丹皮各二钱，四服可痊。吹退肿药。

劳碌喉风

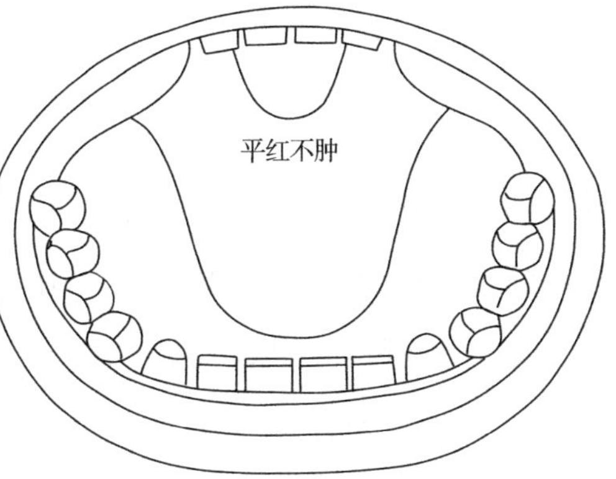

劳碌喉风，此症肝肾两虚，发于关内，满口有红点，根白不肿，常有血腥气，劳碌即发，脉象数而中空，为芤脉是也。用六味汤加盐炒黄黑色元参二钱，盐炒知母二钱，生地二钱，丹皮、木通各一钱，来日再加连翘、酒炒黄芩、花粉各一钱，山栀一钱。两日后去六味汤换煎方，盐炒元参二钱，女贞子钱半，生地钱半，麦冬一钱，炒黄芩一钱，丹皮二钱，枸杞二钱，龟板三钱，生首乌五钱，生甘草一钱，二服可愈。外吹消散药。

酒寒喉风

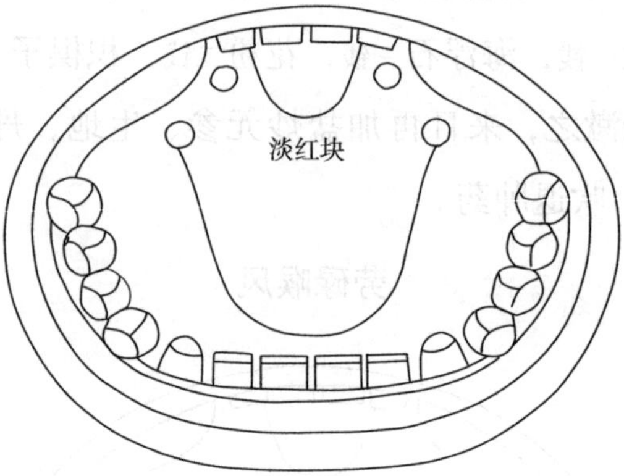

酒寒喉风，因酒后受寒，关内两边平而不肿，有淡红块四五粒，咽物觉痛，身无寒热，六脉洪大。用六味汤加花粉二钱，枳椇子二钱，酒炒黄芩二钱，葛根一钱，二服可愈。

肿烂喉风

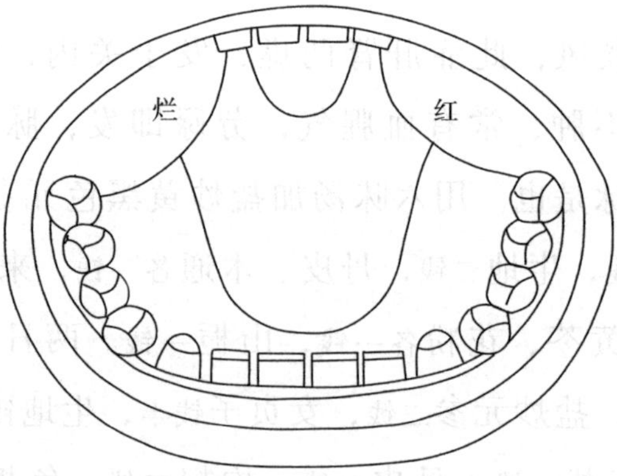

肿烂喉风，此症因风火内炽，肺胃脉洪数，用六味汤加葛根、花粉各一钱。如红烂不退，药不能入，再用

六味汤加淡豆豉、木通、山栀、盐炒知母各二钱，花粉、当归、柏子仁各一钱，丹皮二钱，生地钱半，海浮石三钱，兼柏枝汁一杯冲药服，五六剂而安。外吹消散药。

肺寒喉风

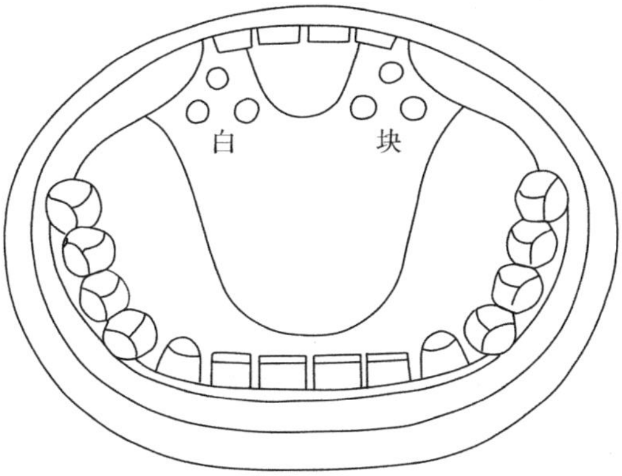

肺寒喉风，此症因肺受重寒，生在关内下部两边，如扁豆壳样，平而不肿，大痛难食，不穿不烂，背寒怕冷，右寸关弦紧。用六味汤加羌活、苏叶各二钱，当归、柴胡、牛蒡、桂枝各一钱，细辛五分，二服可愈。

辛苦喉风

辛苦喉风，此症因日夜劳苦而发，不肿不大红，但微红而痛，小舌左右常出血，上部之脉洪紧。用六味汤加盐炒元参、酒炒黄芩各一钱，山栀二钱，木通一钱，连翘二钱，火重者加生地二钱，盐炒知母二钱，丹皮、泽泻、花粉各一钱，三服可愈。外吹消散药。

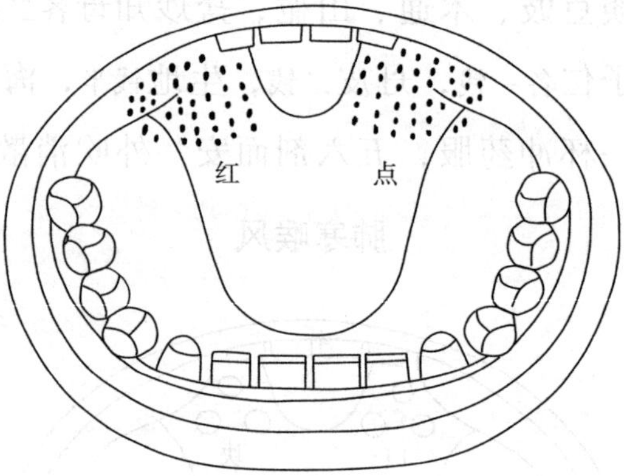

淡红喉风

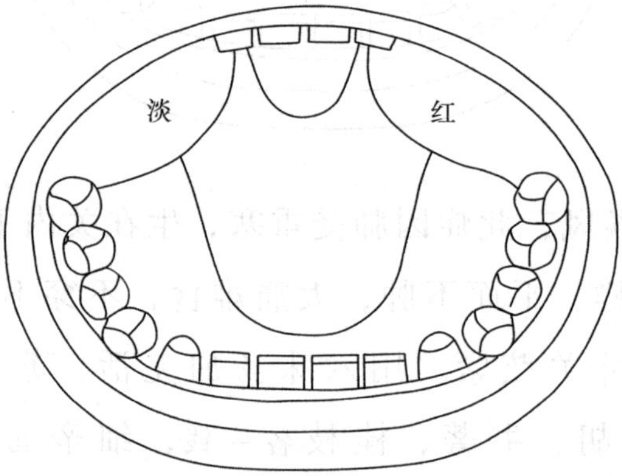

淡红喉风，此症肺胃感冒风邪而发，肿连小舌，喉塞不通，声音不清，右手关脉弦紧。宜针少商、关冲、少冲两手六穴，急者患处亦可挑破。用六味汤加羌活、苏叶、葛根各二钱，一服可愈。

喉痛门十一症①

伏寒喉痛

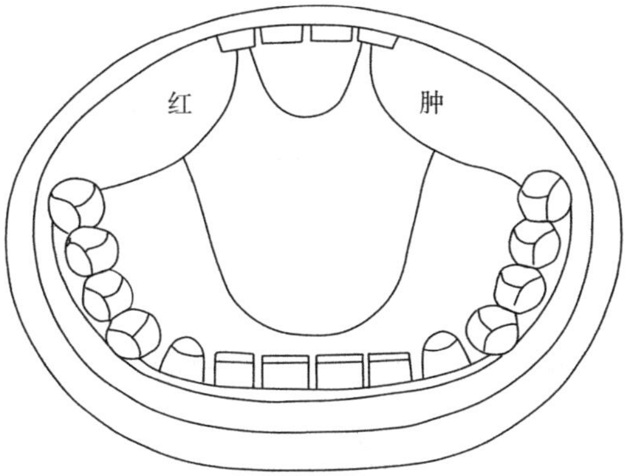

伏寒喉痛，因积寒在内，外感时邪而发，其色红肿或带紫色，脉浮不数。用六味汤加羌活、葛根、草河车、穿山甲、赤芍、归尾各一钱，细辛三分，二服后，去羌活、葛根，加山栀一钱，五日可痊。

肿烂喉痛

肿烂喉痛，此症因脾家积热而生，红肿溃烂，两手关脉洪大者是也。针少商、商阳、关冲、少冲两手八穴，血多为妙。先服八仙散，放舌上津化下，再用六味汤加盐炒元参二钱，盐炒黄柏一钱，酒炒黄芩钱半，生大黄三钱，山栀、木通各一钱，草河车二钱，煎服，泻过，去大黄再服。

---

① 喉痛门十一症：原作“凡十一症”，页首有“咽喉秘集下”，皆据目录改。

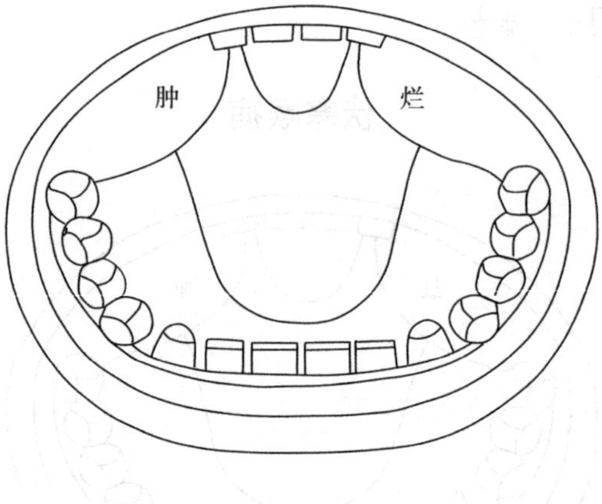

三日后用十八味神药、柏枝汁咽嗽即愈。外兼用吹药。

淡白喉痈

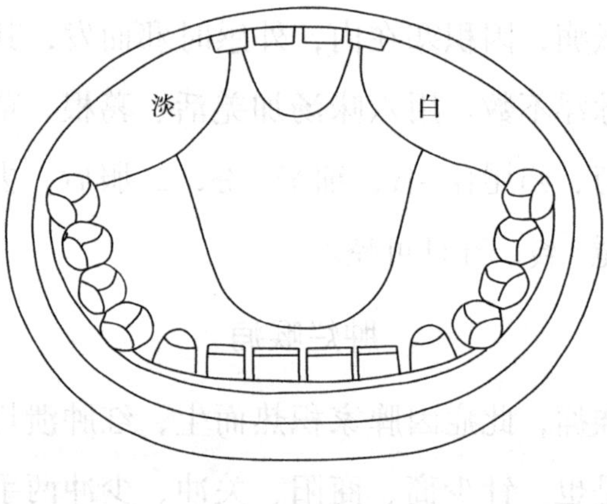

淡白喉痈，此症因脾肺受寒，其色不红。若用凉剂，七日之内必成脓，有脓即针破。初起肿，针少商、商阳两手四穴，出紫血。用六味汤加苏叶、赤芍、归尾各一钱半，一服；加穿山甲、皂角刺、草河车各二钱，再服可愈。此症六脉紧，身发寒热者是也。

大红喉痈

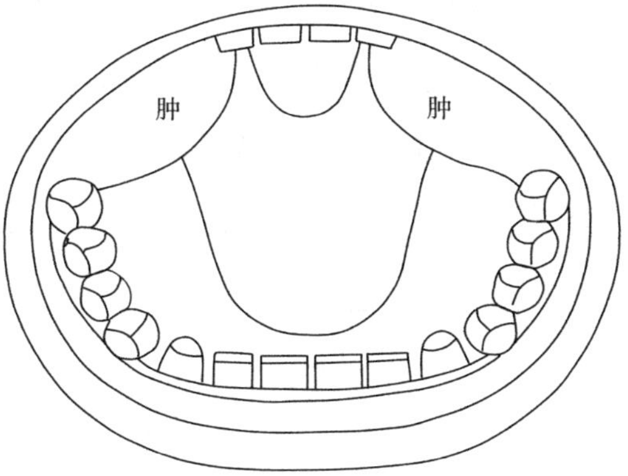

大红喉痈，此症脾肺积热，其色鲜红，肿胀关内，六脉洪大，身发寒热，急针少商、商阳穴，或患处出恶血。用六味汤加山栀、木通各一钱，海浮石、生大黄各三钱，归尾、角针①、草河车各三钱，赤芍、花粉、黄芩各钱半，先将十一味煎二三十沸，后下六味汤同煎，二服可安。

声哑喉痈

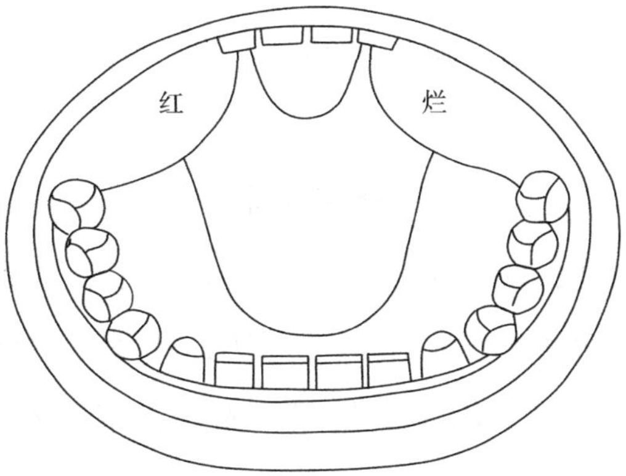

① 角针：即皂角刺，性味辛温，具有消肿排脓、搜风拔毒之功效。

声哑喉痈，此症受寒太重，肺脉闭塞，以致声哑，饮食难进，或有烂斑，右寸脉沉涩，脾胃脉洪大，背寒身热。用六味汤加羌活二钱，葛根、苏叶各一钱，漱之，二日后，声音不哑，换加花粉一钱，乳香五分，葛根、酒炒黄芩、归尾、赤芍、山甲、角针各三钱，再服八仙散、玉枢丹，二服可愈。

单喉痈

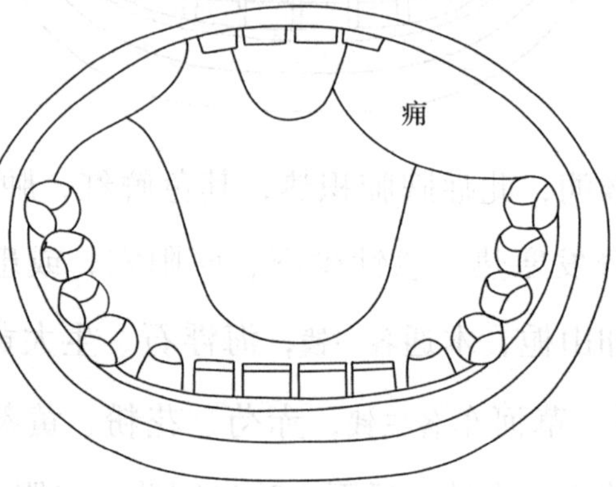

单喉痈，或左或右，身热背寒，脾胃之症也。有红点风热，无红点风寒，脉象如前。六味汤加苏叶、羌活各二钱，漱咽一服，来日再加赤芍、归尾、山豆根、山栀各钱半，服一剂可愈。

外症喉痈

外症喉痈，此症生于颌下天突穴之上，内外皆肿，饮食有碍，初起无痰涎，内不见形迹，此风毒之痈也。六味汤加黄芩、角针、山甲、归尾、赤芍、草河车各二钱，红花、葛根各一钱，乳香五分，连三服，以消为度。已成出脓，必成漏管，用十全大补汤收功。

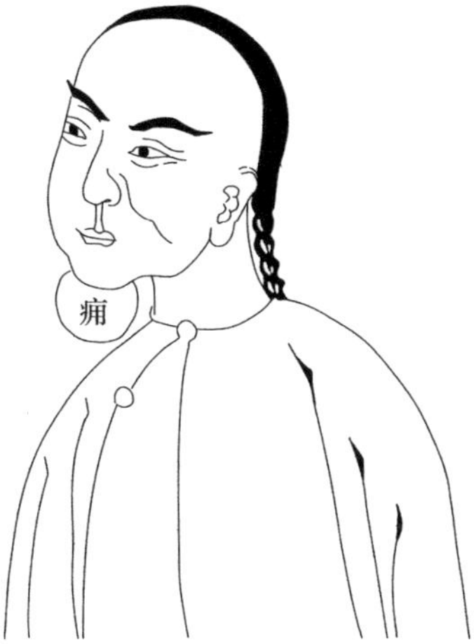

兜腮喉痈

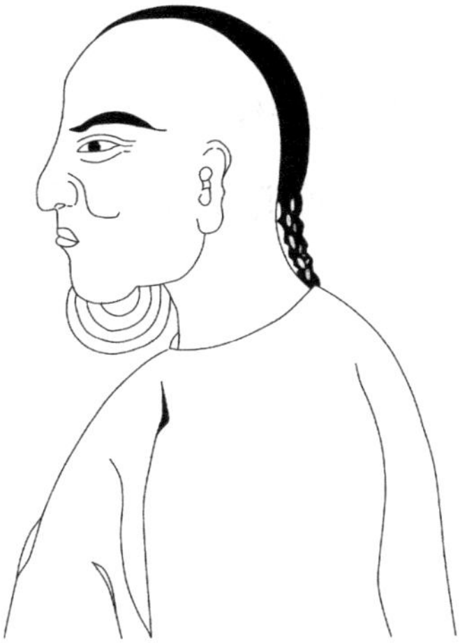

兜腮喉痈，生于腮下，其名悬痈，因郁积寒气而发。外用灸法二壮，用六味汤加山甲、归尾、角针、川芎、白芷各一钱，升麻三分，红花、乳香各五分，以消为度。有脓针之，若成漏，多用参、苓内托或可收功，此症不可轻忽。

舌上痈

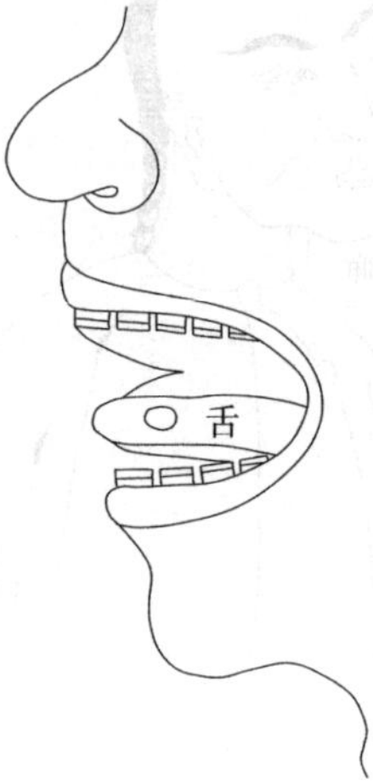

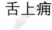

舌上痈，生于舌中心，如梅子大，不能言语，此症热入心包络而发。左寸脉宜洪大数，不宜细缓。红肿可治，黑者不治。六味汤加川连一钱，连翘、草河车各五钱，生军四钱，地丁三钱。外吹牛黄消散药，以愈为度。

舌下痈

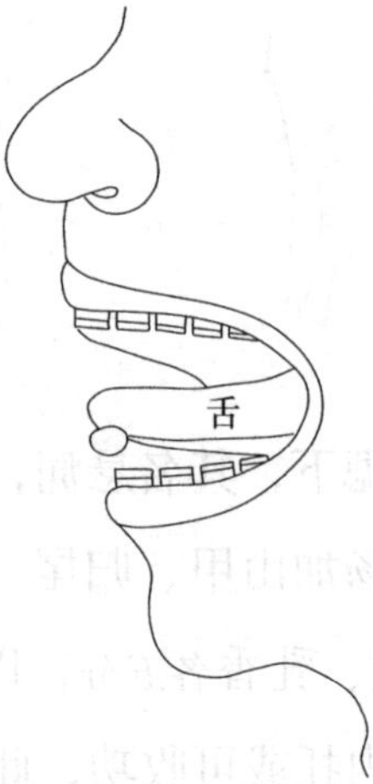

舌下痈，乃脾肾积热而发，然舌下有金津、玉液二穴通于肾经，水枯方生此症，诊其左尺洪数者是也。六味汤加生地、草河车各二钱，葛根、花粉、丹皮各一钱，元参二钱，二服。用十八味神药收功，吹药如前。

上腭痈

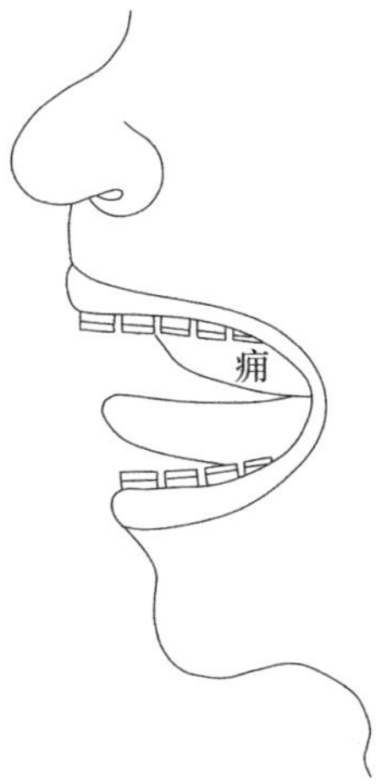

上腭痈，高如桃核挂下，不能饮食，因肺家炙煿之毒积久而发。宜用解毒之剂加草河车三钱，石膏五分，地丁、生地各二钱，归尾、山甲、赤芍、角针各钱半，丹皮、花粉、葛根各一钱，七八服，兼玉枢丹每日五分，并用吹药。据理或迟至二三月收功亦有之。

舌门十三症①

木舌

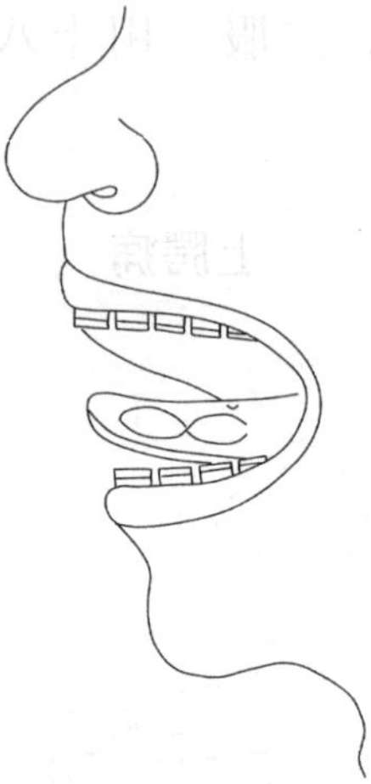

木舌，因心脾肝三经积热，舌粗紫胀，不能言语，此多食炙煿所致。急砭出紫血，搽吹药。大承气汤兼黄连解毒汤加山栀、木通、连翘、花粉各二钱，赤芍、草河车各三钱，二服。不应，加生军泻毒，再用六味汤漱口吐出。左右寸关脉洪大者，实症可治；六脉细者，虚症难治。

白肿舌

白肿舌，因风寒积内，六脉弦紧，舌肿硬痛。六味汤加细辛三分，苏叶一钱半，白芷一钱，当归钱半，川芎、葛根各一钱。如有白胎黑点而滑者，用淡附子、干姜各五分，煎

---

① 舌门十三症：原作"凡十三症"，据目录改。

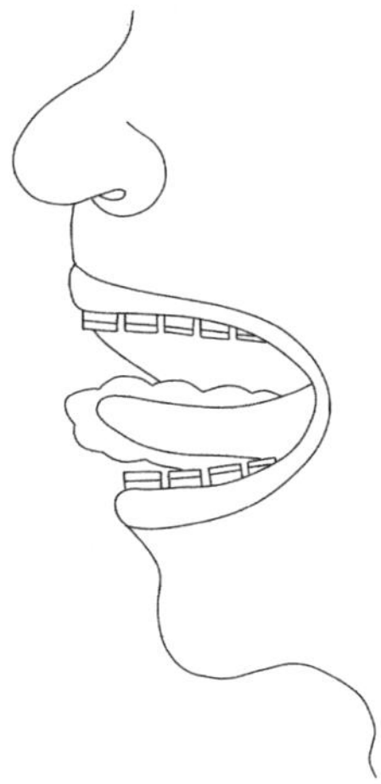

服。外用干姜、冰片、麝香、青皮等分为末，擦患处。

烂边舌

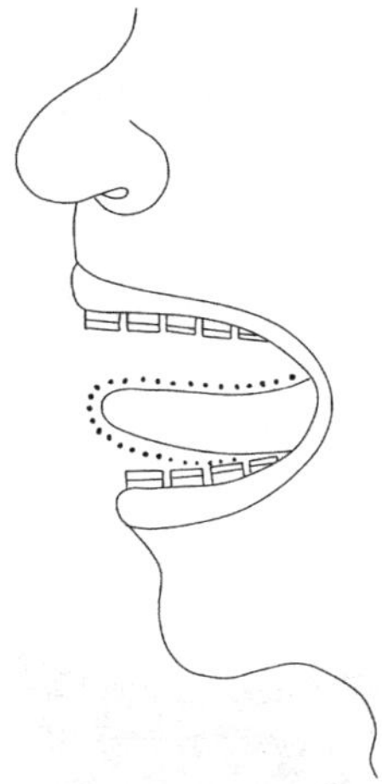

烂边舌，因脾经湿热不清，大舌边上发疳，白点而烂。六味汤加小生地二钱，滑石三钱，淡竹叶一钱，苡仁、猪苓各钱半，泽泻、车前、甘草稍各一钱，服二剂，外用吹药。唇牙内肿烂，同此治法。

红点紫舌

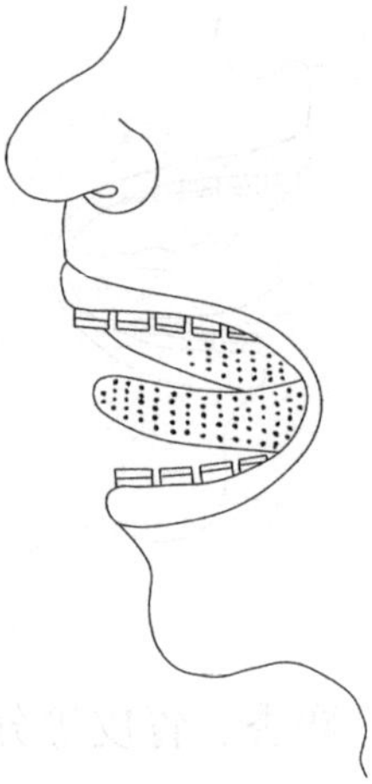

红点紫舌，因心脾二经热极所致，满口红点，紫色作烂而痛，或身有赤斑。六味汤加熟石膏一两，葛根钱半，川连一钱，黄芩二钱，黄柏一钱，木通、山栀各一钱，甚者加生军三钱。如六脉不数，不可用此方。外用吹药擦患处。

纯紫舌

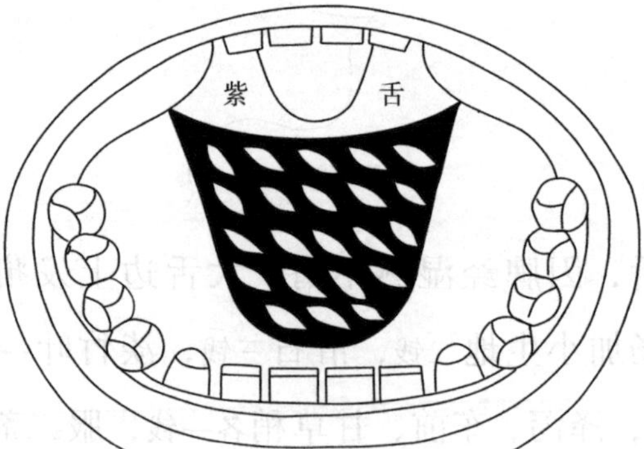

纯紫舌，因伤寒用葱、酒发汗，酒毒入心，以致大舌纯紫。宜用升麻、葛根各一钱，枳椇子二钱，石膏二钱，川连一钱半，滑石、人中黄各三钱，木通一钱。如心烦加山栀、淡豆豉各一钱；恶心欲吐，恐防发斑，加芫荽一两，又用芫荽冲烧酒搌①背心为妙。外用吹药。

座舌莲花

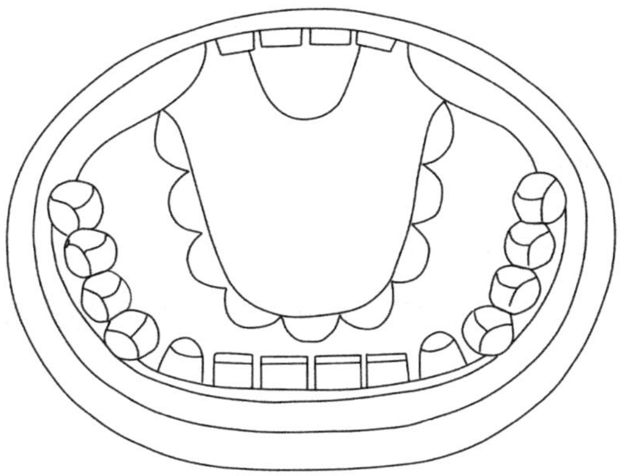

座舌莲花，因脾经热毒积久而发，生于牙根内面，走窜如莲花一座。急针患处出血，搽吹药，再针左右少商穴。用六味汤加草河车二钱，归尾、赤芍各一钱，川连、连翘各一钱，生军三钱，山栀、木通各一钱，生地二钱，穿山甲一钱，生石膏五钱，服二剂。如不退，用十八味神药收功。

重　舌

重舌，大舌之下又生小舌，以致大舌反粗短，小舌长

① 搌（zhǎn 展）：轻轻地擦抹。

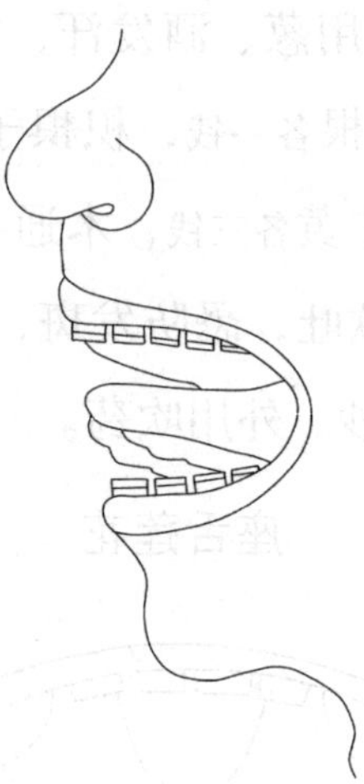

痛，此心脾之毒，左寸右关两部脉洪大者是也。久之必烂，烂则难痊。初起即针出恶血，搽吹药，服黄连解毒汤加生军五钱，如泻，五六日即愈。玉枢丹、十八味神药亦可服。

莲花舌

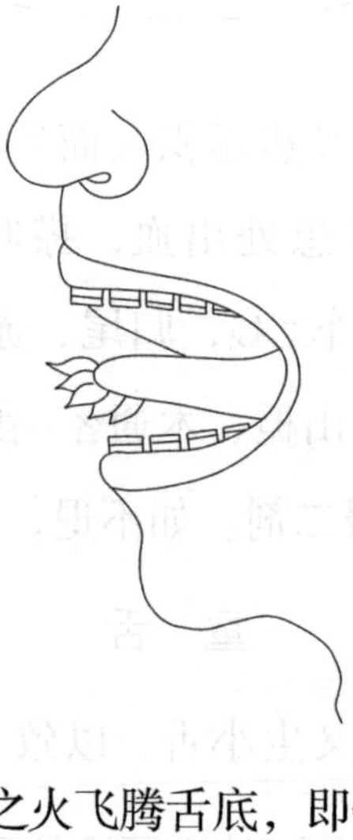

莲花舌，因心肺之火飞腾舌底，即针刺小舌出血，吹药，用三黄石膏汤加甘草五分，草河车二钱，外针商阳穴即愈。

焦黄舌

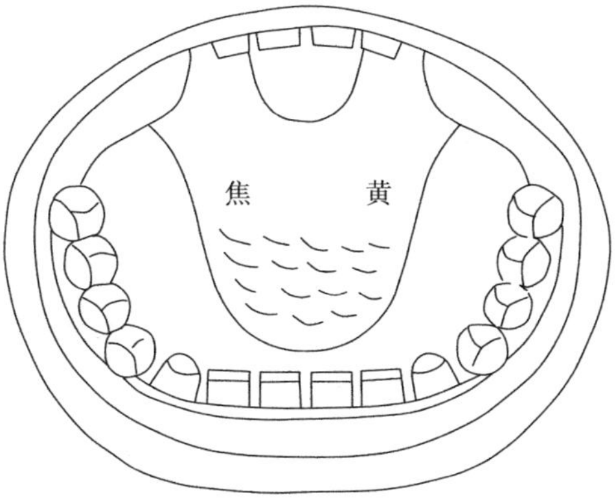

焦黄舌，因嗜酒太过，遇寒而起，大舌干黄。三黄汤加枳椇子、生石膏、人中黄。身发寒热，用大柴胡汤加羌活钱半；如呕吐心烦，脉象洪大，加生军四钱，佐以牛蒡、赤芍、干葛之类，再无不应。

舌上珠

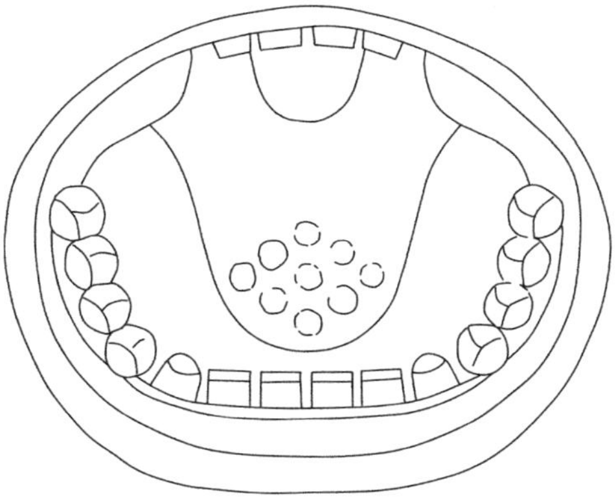

舌上珠，此心脾积热，舌生白泡，大小不一，六脉洪大。搽吹药，用三黄汤加石膏五钱，草河车二钱，地丁一

钱，兼服玉枢丹五分。如六脉迟细者，不可用前药。

舌下珠

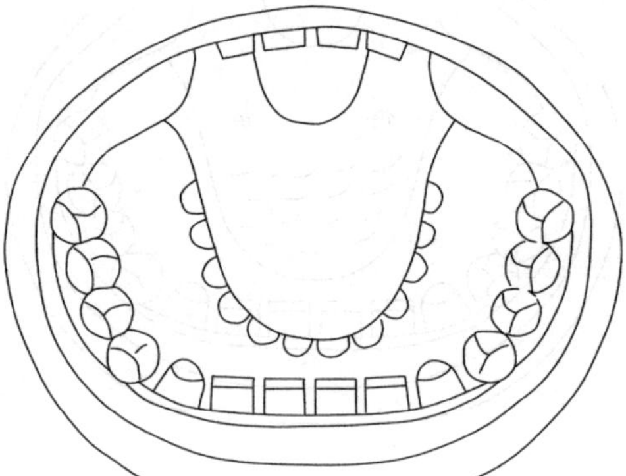

舌下珠，此脾肾两虚之症，六味汤加盐炒元参、生地、盐炒知母、黄柏、木通等分煎服，兼搽吹药，余药照前。

左雀舌

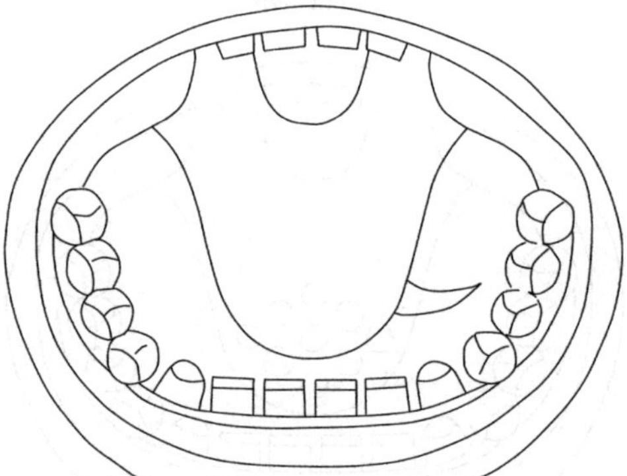

左雀舌，因多食煎炒炙煿之物，积毒于胃，故发于舌之旁，似生小舌，位近牙根。初起针破出血，搽吹药，用六味

汤加三黄汤、凉[1]膈散治之。久之必烂，用龙骨生肌散收功。

右雀舌

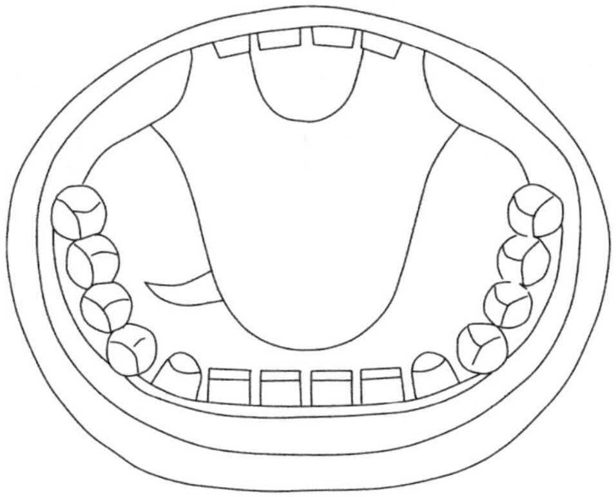

右雀舌，亦因积毒，治法如左雀舌，大同小异，用六味汤加犀角地黄汤治之，搽药同前。

小舌门五症[2]

胃火小舌

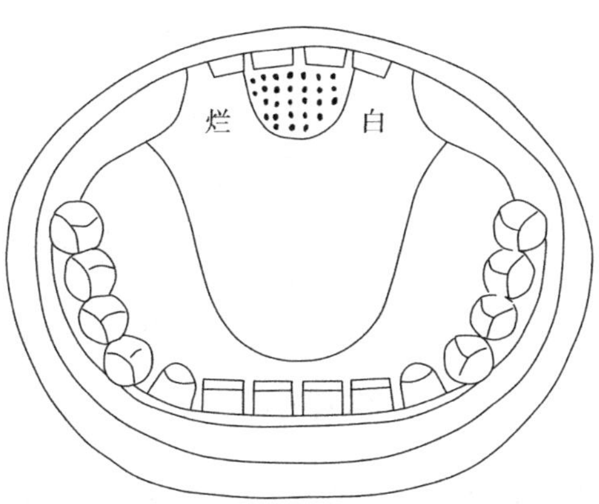

① 凉：原作“清”，据本书“张氏汤药列方”改。
② 小舌门五症：原作“凡五症”，据目录改。

胃火小舌，因脾经火毒郁久而发，小舌生白点烂，胃脉浮洪。六味汤加生石膏四两，酒炒黄芩二钱，花粉三钱，葛根二钱，山栀一钱，二服。如不愈，用吹药兼服柏枝汁。此乃多食炙煿醇酒厚味，或鱼骨刺伤，非结毒可比。须诊脉浮洪者属胃火，脉沉实者属结毒，详辨为要。

胃毒小舌

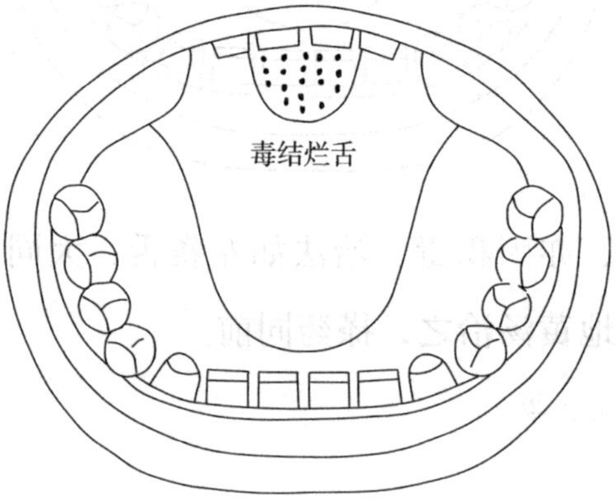

胃毒小舌，因毒结胃经，发于小舌，形如前症，胃脉沉实而洪大者是结毒，临症不可忽。有红肿烂者，治法亦同前。用十八味神药同玉枢丹一钱，土茯苓每日四两煎汤代水，多吃为妙。如一月不愈，宜合结毒紫金丹一料，冲玉枢丹同服，土茯苓汤下，每晚三钱可收功。

积热小舌

积热小舌，因肝胃二经火毒飞腾，所以小舌长硬，白衣裹满，咽物不下，右关之脉浮大。六味汤加山栀一钱，连翘二钱，酒炒黄芩二钱，黄柏一钱半，生石膏三钱，滑石二

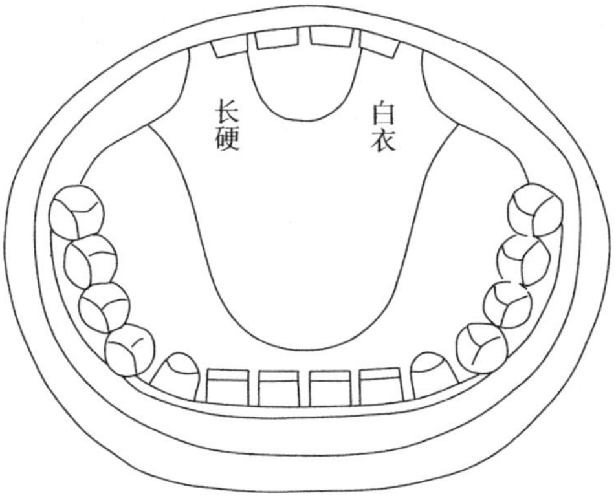

钱，赤芍、木通、葛根各一钱，草河车二钱。外吹药兼用玉枢丹二三次，无不愈。

纯白小舌

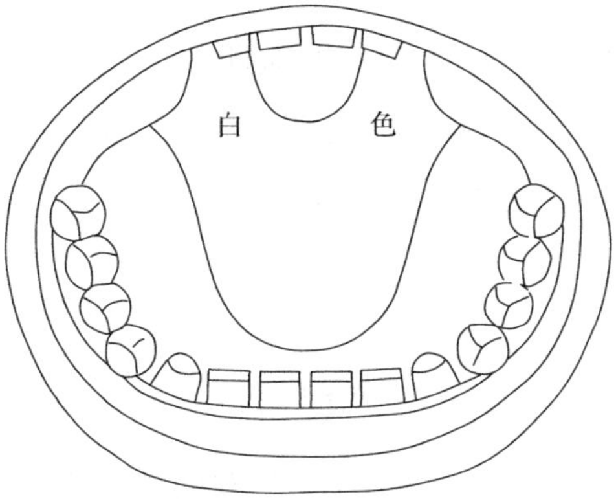

纯白小舌，因胃经积毒，小舌忽变白色，软大而肿痛，右关之脉洪沉。先用玉枢丹，每服七分，或十服或五服，再用土茯苓煎汤代水。后用广疮药二十一服，银花汤下。如胃脉不沉反洪大，作火症看，用六味汤加生石膏三钱，酒炒黄芩、车前各二钱，山栀一钱，木通一钱，滑石三钱，葛根三钱，天花粉一钱半，山豆根二钱，三服。此即一症两治之法，临症细参脉理，然后用药，慎之！慎之！

悬旗小舌

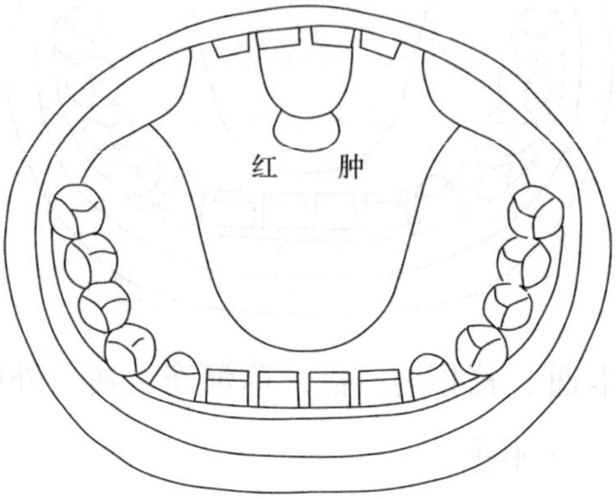

悬旗风，生小舌下垂尖头，似圆眼核大，红如樱桃，因多食厚味火酒，以致胃火郁盛而发。六味汤加甘草五分，枳椇子二钱，赤芍二钱，草河车二钱，二服可愈。如肿处出血，用吹药，胃脉浮洪者是也。

杂症门八症①

松子喉疔

松子喉疔，生于关内小舌左右两边，形如松子，淡红而硬，大痛难食，背寒身热，两寸关脉紧盛，乃风火郁积之症也。六味汤加苏叶、赤芍、羌活、连翘、穿山甲、草河车各一钱，来日去苏叶、羌活二味，加乳香三分，玉枢丹一钱，研细冲服，二日可愈。外兼用吹药。

① 杂症门八症：原作“凡八症”，据目录改。

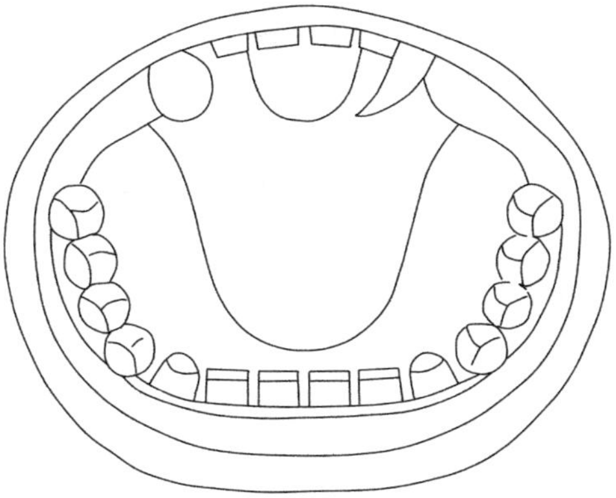

走马牙疳

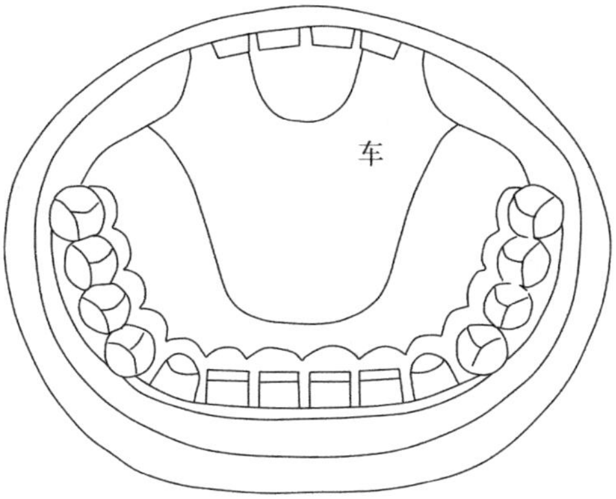

走马牙疳，因脾经积受热毒太重而起，牙肉先肿，日久腐烂。此为急证，齿落肉黑不治；脉浮洪者生，沉细者死；脉大而有力，尚可用重药救之，脉迟细者药不能投，临症详脉治之。初起未烂，即针肿处出血，搽吹药；已烂不必针，搽吹药。用川连、葛根、连翘、犀角、生地各二钱，白鲜皮、甘草、贝母、花粉各钱半，生石膏一两，草河车一两，入大锅煎服三四碗，连三剂。如脉数便结加生军一两或可救，迟则不治矣。

喉　单

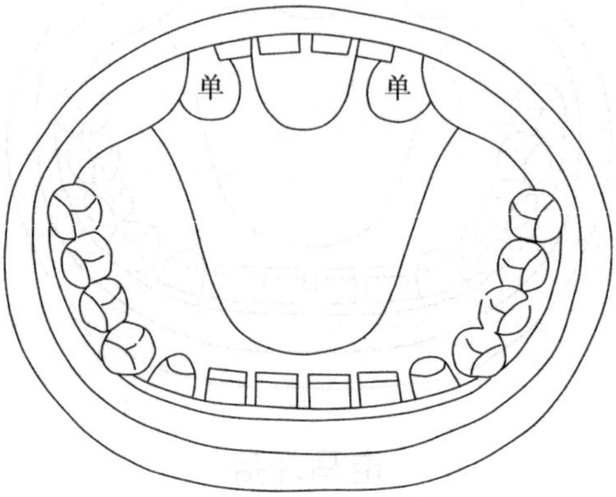

喉单，此症因肝火郁热动风而生，关口上部下垂，根大头小，红色大痛。先针两边患处出血，吹药，漱六味汤一服，来日加柴胡、钩藤、赤芍、生地、丹皮、草河车各二钱，连翘、黄芩、黄连各一钱，煎服可愈。

喉　菌

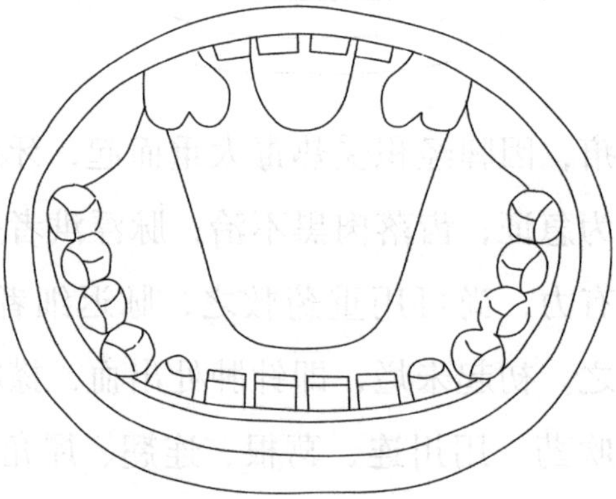

喉菌，因胎毒所致，或因心胃火邪，生于喉内如菌样，故名喉菌。不可用刀针，服黄连解毒汤、玉枢丹，可

使其不发热，然未见全消者。

喉瘤

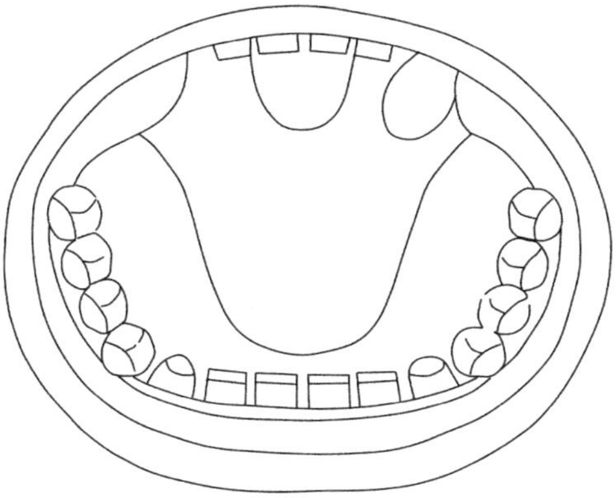

喉瘤，因郁怒伤肝，或迎风高叫，或本源不足，或诵读太急，以致气血相凝，生于关内，不时而发。治以调本养原之药，玉枢丹、地黄丸俱可常服，难许速痊。外用吹药。

又喉瘤

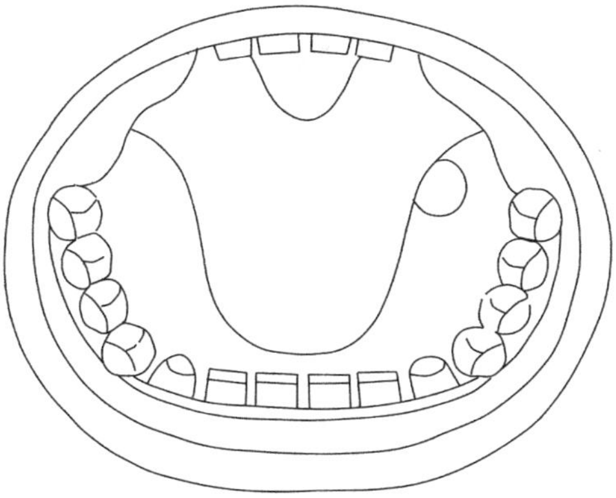

又喉瘤，生于关外，亦名瘤。治法同前，因部位各别，故绘图备阅。

左阴疮

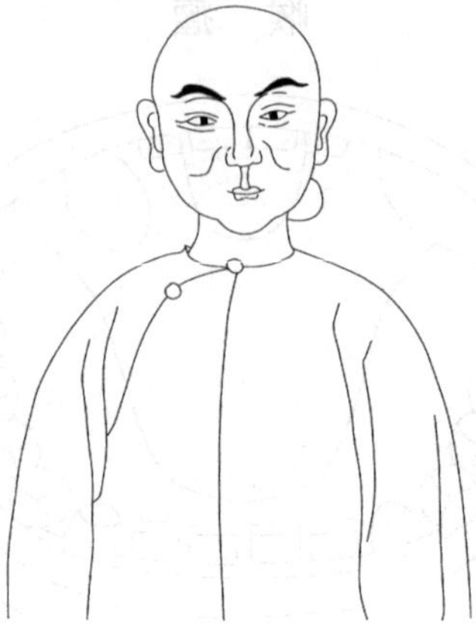

左阴疮，生于颊车之下，内热外寒，皮色不变，身发寒热，肿大如鳗鲤瘟。六味汤加万灵丹，同药化下，如变红色，用喉痈药治之，便结加生军三钱，玉枢丹亦可服，症属少阴心肾则如此。若症属少阳胆三焦，用柴胡、牛蒡并六味汤漱之。

右阴疮

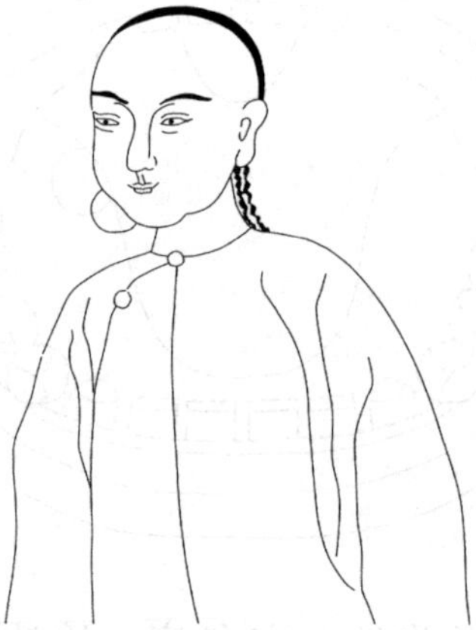

右阴疮，治法如左阴疮。

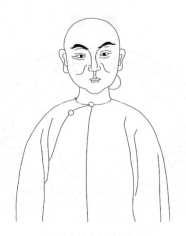

张氏汤药列方

七十二症主治六味汤 不论红白，初起漱一服，后再加减。

桔梗 生甘草 防风 荆芥穗 僵蚕 薄荷

八仙散 喉中烂破者服。

人中白一两 生军一两二钱 生石膏五钱 元参一两 黄芩一两四钱，酒炒 元明粉七钱 僵蚕三钱 瓜硝八钱 轻粉一钱，不可轻用

共为末，用炼蜜为锭，每重二钱，舌津化下，连连不断，则烂自去矣。

玉枢丹 治一切喉毒。

山慈菇二两，洗净为末 麝香三钱 大戟净末，五钱 草河车净末，五钱 雄黄五钱 五倍子净，二两 千金子净末，一两

共为末，米饮调和，捣千余下为度。每服五六分，甚者一钱。

十八味神药

川连五分 白鲜皮五分 黄芩二钱，酒炒 地丁二钱 当归二钱 草河车二钱 山栀钱半 生龟板三钱 木通一钱 生甘草二钱 川芎钱半 连翘二钱 乳香五分，去油 银花钱半 角针钱半 知母二钱，盐水炒

结毒加土茯苓、鲜首乌，火症烂喉加生石膏、大黄各

四钱。

知柏地黄丸 治阴虚火动，骨痿髓枯，能壮水制火，尺脉旺者宜之。即六味地黄汤加知母、黄柏。

地黄 山萸肉 山药 茯苓 丹皮 泽泻 知母 黄柏

犀角地黄汤 即六味地黄丸加石膏、犀角。

石膏 熟地 犀角 山萸 丹皮 泽泻 茯苓 淮药

三黄汤 治火症。

黄连 黄柏 黄芩俱盐水炒

加石膏、炒山栀。

凉膈散 治心火上盛、中焦燥实、烦躁口渴、目赤头眩、口疮唇裂、吐血衄血、大小便秘、诸风瘛疭、胃热发斑发狂及小儿惊急、痘疮黑陷等症。

连翘一钱 大黄三钱 芒硝一钱 甘草一钱 炒山栀钱半 黄芩钱半 薄荷一钱 竹叶十片

四物汤 治一切血虚症。

川芎 当归 生地 白芍

附桂八味丸 治相火不足，虚羸少气，能益阳消阴，尺脉弱者宜之。即六味地黄丸加附、桂。

附子制 肉桂各三分

冷服。

大承气汤 治伤寒阳邪入里，胃实不大便，发热，谵语，自汗，不恶寒，痞满燥实坚全见；杂病三焦大热，脉沉实者；亦治阳明刚痉。

大黄五钱　芒硝三钱　厚朴钱半　枳实钱半

黄连解毒汤　治一切火热，表里俱盛，狂躁烦心，口燥咽干，大热干呕，吐血衄血，热甚发斑等症。

黄连一钱　炒山栀八分　黄柏八分　黄芩一钱

大柴胡汤　治伤寒发热，汗出不解，阳邪热结在里，呕利，寒热，烦渴，谵妄，腹满，便秘。表症未除，里症又急，脉洪或沉实弦数之症。

大黄　黄芩　半夏　白芍　柴胡　枳实

引加姜、枣。

吴氏丹药列方

子药

明朱砂六分　硼砂五钱　梅冰片五分　元明粉五钱，制

研末，治喉中溃烂。长肉生肌，生新去腐。

丑药

雄精[①]一钱　梅冰片五分　胆矾二分，火煅

研末，治口内腐烂。用少许，不宜多，孕妇忌。

寅药

青黛一两　人中白[②]五钱　黑山栀五钱　梅冰片一钱　厚朴切片，用黑枣去核三两，包厚朴火上煅存性，五钱

研末，治口疳如神。如遇伤寒后口疳，另加坑砖一角，火煅研末，五钱。

卯药

梅冰片一钱　雄精一钱　靛花二钱　元明粉二钱　硼砂五钱　粉甘草一钱　川黄连二钱　人中白三钱，煅存性　铜青五钱，煅　黄柏二钱，蜜炙　鸡内金一钱　钞纸二张，上写年月日，合煅存性　枯矾一钱　鹿角霜一两

研末，能解毒退肿，生肌去腐。治阴虚喉癣更佳。

---

① 雄精：即雄黄，辛温，有毒，具有解毒杀虫、燥湿祛痰、截疟之功效。

② 人中白：为人尿自然沉结的固体物，性味咸寒，具有清热、降火、消瘀之功效。

辰药

上好胆矾冬月取青鱼胆汁和匀成块，阴干刮下，用瓷瓶收贮，其药过一二年可用

研末，治牙关紧闭，食不能进，口不能开。用鸡毛蘸抹两牙底，令其流出痰涎，少顷即开矣。

巳药

梅花冰片二分半　雄精二钱　焰硝一两五钱，要枪硝煅乃佳

巳药之性与申药同，论其功更速。如痛肿者先用巳药，后用申药吹之；治单、双蛾初起一二日，用此药开痰即愈；未溃可用，已溃不可用。孕妇忌。

午药

川黄连一钱　明矾一钱　牙皂一钱，去皮弦，新瓦上焙枯存性，研末，入上二味

研末，吹患处。扶好病人，嘱其垂头流去痰涎，其药不可多用；如声似雷音，以温水调药，徐徐漱之；治喉中痰塞，其功与辰药同，但其性太猛，不宜轻用，不如用辰药平稳。临时看症酌之，孕妇忌。

未药

雄精二钱　朴硝五钱　硼砂二钱

研末。如喉咙紧闭，不能吹药，用此药吹入鼻内，其口即开，开后或点或刺或消肿，用巳、申之药；如腐烂用子药。一切喉症皆可用。

申药

元明粉一两　雄精一钱

去痰消肿，不刚不柔，神妙莫测。孕妇及虚弱人、病势沉重者皆不可用。

酉药

鸡内金一钱，要不落水者，瓦上焙干为末　梅冰片一分

研末，吹患处，可止痛。如腐烂疼痛加子药，若要收口加儿茶二钱。

戌药

硼砂三钱　元明粉二钱　青盐一钱，用火煅红，放在地上越一日去火毒

研末，擦重舌、莲花舌，名紫雪丹，余症切不可用。

亥药

巴豆廿一粒　生矾一两，入银罐内滚之，看矾枯去巴豆

每一两矾，加小姜黄末一钱，面糊为丸，用雄黄末二钱为衣，丸如桐子大，每服七粒，姜汤下。用辰药后可服此丸，重者用之，轻者不用。此丹开关窍降痰，乃起死回生之灵丹也，名回生丹。

青金锭

元胡索三钱，或一枚或二枚　牙皂十四条，去皮弦

研末，加青黛六分，麝香五厘，用水丸，重五分。遇症用新汲井水磨化，以绵纸条蘸药入鼻孔内。如病沉重者，研末吹之；中风及小儿惊风皆可用。

锁匙散

即巳药去雄黄，专治双乳蛾，其效如神。

玉锁匙

明矾一两，银罐内溶化，即下巴豆二十一粒，俟矾枯取起，放在地上越宿，次早去巴豆。用矾研末，治症同上，孕妇忌。

绿袍散

厚黄柏二两　青鱼胆一两

黄柏火上炙干取起，以鱼胆涂上，再炙再涂，以胆尽为度。切片研末，加入人中白三钱，青黛三钱，梅冰片三钱，胆矾三钱，硼砂三钱，研末。治口疳、疔疮。

喉蛾穿方

人指甲清水洗净，瓦上焙黄色为度。每甲末一分，加梅片一厘。

又方

用壁钱窝①，将银簪夹住，向灯上烧灰，研末吹之。

牙宣出血方②

七叶一枝花即三七，用七分

加牛膝三分，梅片少许，研末吹之，如神。

---

① 壁钱窝：又名壁钱幕、壁茧、壁钱窠幕、白蛛窠、壁蟢窠、蟢蛛窝、喜儿窠壁、壁钱茧、壁蚕茧等，为壁钱科动物华南壁钱和北国壁钱的网巢及虫体。具有清热解毒、凉血止血、敛疮之功效，主治喉痹、乳蛾、牙痛、鼻衄、外伤出血、疮口不敛、呕吐、咳嗽。

② 出血方：原脱，据海山仙馆初刻本补。

通闭散

青盐一钱　白矾一钱　硼砂五分

咽喉肿痛，滴水不下，吹之止疼。

走马牙疳方

梅冰片三分　人中白三钱，火煅　赤砒钱半　黑枣七个，去核，将砒分作七处入枣内，炭火煅，烟将尽取出，存性

用米泔水洗净患处，将药抹上。如在晚上擦更妥。

附煎方

牛蒡子　元参　防风　皂角刺　蔓荆子　蝉蜕　石膏

擦过前药，用此方白水煎服三剂。忌发物、煎炒、椒蒜。

穿蛾方

土大黄晒干，研细末

用箸头蘸药点之，蛾即破。

喉蛾方

麝香二分半　梅片二分半　膘朱五分　牛黄二分半　黄连五分　朱砂五钱　儿茶五分　血竭二分半　硼砂一钱二分

共为末，吹患处。

附漱口方

防风　甘草　银花　薄荷　荆芥　盐梅　栗蒲壳

先煎此药漱口，后吹前药。忌发物、煎炒、椒蒜。

治喉痹、喉痈、喉蛾等症，回雪、品雪、吕雪三方。

回雪

麝香一分　冰片二分　牙硝一钱　硼砂四钱

品雪

冰片二分　牙硝二钱　硼砂四钱

吕雪

牙硝二钱　硼砂四钱

以上诸药，不见火研极细末，每次吹一二分，奇效。

治喉风、喉痹、喉蛾等症，喉科第一要药，凡遇不治之症，吹此药即可开关。

真牛黄一钱　露蜂房五钱，黄色者佳，焙存性　大冰片二[①]钱　青黛二钱　硼砂二钱　熊胆二钱

要五月五日午时合。

又方

真牛黄一分　冰片二分　硼砂二分　雄黄二分　川连一钱　黄柏一钱　朱砂二钱　青黛二钱　青鱼胆二个

治喉风

蛇蜕

不拘多少，阴阳瓦焙灰，吹之即愈。

① 二：海山仙馆初刻本、红杏山房本、中华会馆本均作“一”。

校注后记

一、作者与成书年代

《咽喉秘集》乃以张氏、吴氏两家之书合纂而成，具体编纂者无从考证。

张氏其人虽本书未载其名，但本书所载“张氏说”的内容基本与清张宗良所撰之《喉科指掌》相同，在排列上略有调整，故可据此推断：张氏其人乃张宗良无疑。张宗良生卒年代不详，据《喉科指掌》目录页“云间世医张宗良留仙氏著，男源一初校字”的署名可知，张宗良，字留仙，系云间的世医，而“云间”乃古松江府的别称，即张宗良乃清代江苏省松江府人。另《喉科指掌》正文前有浙江提督、兵部左侍郎彭启丰撰写的序，序中在评价张宗良的医术时说：“吾郡留仙张先生，素精医理，其于咽喉究心益深且久，采辑成方，参以己见，条列详细，裒集成编。自神气、脉理以及色之青红紫白，音之高下沉浮，皆有注释，了然指掌，较若列眉，合诸所治之症，如灯取影，百无一失，真济厄之慈航，拯危之宝筏，其所经验取效，盖不可胜纪。”据《清史稿·列传》记载，彭启丰乃清代江苏省苏州府长洲县人，字翰文，号芝庭，又号香山老人、彭定求孙。故而彭启丰在为《喉科指掌》撰写的序中提到“吾郡留仙张先生”即指彭启丰与张宗良从籍贯来说皆为当时的江苏省。

吴氏，原名不详，生卒年、籍贯及代表作均无从考证，其关于喉科疾病的论治仅见于《咽喉秘集》中。

二、版本源流考证

《咽喉秘集》流传较广，版本多达几十种，从同治、光绪、宣统到民国各个时期，屡经翻刻，甚至流传至日本等地。版本如此之多，流传如此之广，其原因可概括为两点：

其一是因其附录于《验方新编》中，随《验方新编》的广泛流传而流传。《验方新编》为清·鲍相璈首撰，道光二十六年（1846）刊行，其后潘仕成的海山仙馆于同治元年（1862）重刊《验方新编》时将《痧证全书》与《咽喉秘集》两书附录于内，这是《咽喉秘集》现存最早刻本。《验方新编》是一部以医方为主，医方与医论合参的著作，它辑录了大量民间习用的单方、验方，选录了历代许多医家的医论与治验，内容涉及内、外、妇、儿、五官等各科，因其书具有“亦精亦博，既简既便，病者可按部稽症，按症投剂，犹如磁石取铁”的特点而得到名人学者的赞誉，一再重梓与增辑，由此《咽喉秘集》得益于《验方新编》的广泛流传而流传。

其二是因《咽喉秘集》本身的医学价值。其书文字浅显易懂，图文并茂，内容治法丰富，尤其张氏喉科八门分类法，比较切合临床，对后世喉科著作产生较大影响。故而后世医家在重梓与增辑《验方新编》时多将《咽喉秘集》收录其中。

《咽喉秘集》版本繁多，笔者亦不能窥得所有版本的全貌，但经版本寓目与文献研究后，将其传本系统及源流叙述如下：

《验方新编》本：潘仕成的海山仙馆于同治元年（1862）重刊《验方新编》时将《咽喉秘集》附录于内，这是《咽喉秘集》现存最早的刻本。因潘仕成认为《验方新编》一书可与葛洪《肘后方》、孙思邈《千金方》相媲美，故而一再重刊此书，如同治七年戊辰（1868）孟秋、同治十三年甲戌（1874）等，这亦使得《咽喉秘集》随之一再重刊。《咽喉秘集》同治元年初刻本，封面题端“咽喉论要、咽喉廿四大症歌诀、咽喉七十二症治图说、咽喉备用列方、验方新编拾、咽喉秘集上下卷”，牌记作“同治元年孟秋”“海山仙馆开镌”，无序、跋，有目录，半页12行，行22字，白口，左右双栏，单鱼尾，目录版心有大题（验方新编、喉科）及卷次、页码，正文版心有大题（咽喉秘集）、小题（各章名称）、卷次、页码。共2卷，1函1册。

《潘刻医书四种》本：即《咽喉秘集》与《痧证全书》《异授眼科》《外科证治全书》四书的合刻本，光绪九年癸未（1883）由山西太原濬文书局刊行。该本封面题端“喉证秘集”，封面牌记作“光绪九年夏五月山西太原濬文书局刊”，无序、跋，有目录，半页10行，行22字，白口，左右双栏，单鱼尾，目录首页有职衔名“海山仙馆编梓”，版心大题（咽喉秘集）、小题（各章名称）、卷次、页码。共2卷，1函1册。此本目录与正文内容均与海山仙馆《咽喉秘集》无异，由此可见此本是对海山仙馆《咽喉秘集》的翻刻。

《急救喉证刺疔合编》本：《急救喉证刺疔合编》约成书于光绪九年（1883），收有《急救痧症全集》（费山寿编）《刺疔捷法》（张镜撰）。费山寿在其自序中明确提到有将《咽喉秘集》收录于《急救痧症全集》中，但《急救痧症全集》除收录《咽喉秘集》外，还包括《痧症全书》《痧症发微》《痧症度针》《痧症指微》和《手足十二经针法》等书的内容，故而《全国中医图书联合目录》及《中国中医古籍总目》皆认为《急救痧症全集》与《咽喉秘集》属同书异名显然是错误的。现存光绪十一年（1885）三省书屋刻本。

《喉科秘旨》本：同治十三年甲戌（1874）红杏山房校刊本，该本封面题端作“同治甲戌新镌、喉科秘旨、旧学山房藏板”，无序、跋，有目录，半页9行，行21字，白口，左右双栏，单鱼尾，目录首页及正文首页均刻有牌记“红杏山房校刊”，版心刻有大题（喉科）、小题（各章名称）、卷次、页码。共2卷，1函2册。此本经笔者与海山仙馆《咽喉秘集》对比，发现其目录与正文内容均与海山仙馆《咽喉秘集》无异，可以确认《喉科秘旨》与《咽喉秘集》乃同书异名而已。其后又有多家刊刻机构对《喉科秘旨》进行过翻刻，如现存有善成堂木刻本，其后巴蜀傅氏又对善成堂本进行过翻刻，但此两本刊行时间不详；此外尚有1915年上海江左书林石印本等。据《中国中医古籍总目》著录《喉科秘旨》为清代医家屠道和（字燮臣）所编。但笔者经调查发现，屠道和并未编撰过《喉科秘旨》，其著作主要有《本草汇纂》三卷，《脉诀汇纂》二卷，《药性主治》一卷，《分类主治》一卷，《普济良方》四卷（其中《杂证良方》《妇婴良方》各二卷），并于同治二年（1863）合刊为《医学六种》。

《咽喉秘集》现存最早刻本为同治元年潘仕成的海山仙馆《验方新编》本，然海山仙馆初刻本狭行细字，纸墨粗糙，校勘不精，误字甚多，故而此次校注不以此本为底本，而选择光绪九年张绍堂之合肥味古斋本为底本。味古斋本封面题端“验方新编、咽喉秘集”，封面牌记“咽喉秘集、光绪癸未仲秋合肥味古斋刊”，有张绍堂自序，无跋，有目录，半页10行，行22字，白口，左右双栏，单鱼尾，目录首页及正文首页均有牌记“海山仙馆编、味古斋校梓”，版心有大题（验方新编）、小题（各章名称）、卷次、页码。共2卷，1函1册。味古斋本虽刊行较晚，但其内容完整，校勘审慎，镌刻工整，印刷清晰，错误较少，乃众多刻本中上乘之作，故而此次校对以味古斋本为底本，以海山仙馆初刻本、红杏山房本及中华会馆本为参校本，进行校注。

三、主要内容与学术影响

《咽喉秘集》包含张氏、吴氏两家之说，其中张氏之说的内容大部分出自《喉科指掌》，而吴氏之说仅见于本书，故而吴氏之说就显得尤为珍贵和重要。

1. 四诊合参，分经辨证

本书第一部分首先指出在咽喉病诊治过程中应注重四诊合参，并特别强调脉诊的重要性。张氏认为咽喉病有“风、寒、火、湿、毒、虚之别，或风火相搏，或寒暑相聚，其症变幻不一”，并对多种邪气所致的咽喉病变特点及脉象做了简单叙述，如“漫肿而多痰，风与湿也；淡白而牙紧，风寒也；紫色不肿而烂者，风伏寒也；红肿而脉浮者，风火也；脉沉实，烂而不肿者，毒也；脉细数而浮者，虚火也；脉细而缓者，虚寒也。六者之象，可类推也。大凡初起之症，诊右寸洪紧，肺风也；两关浮数，胃火、肝风也；左寸浮洪，心火也；右寸沉迟，肺伏寒也；右寸洪细，肺伏热也；右尺洪大，三焦火旺也；左尺浮洪而有力，肾虚火炎也”。特别对于病情复杂、急重者，更应“脉宜细诊，再察形穷原，对症用药”。正如原书所述，“经云神圣工巧，不过望闻问切，细心推详，庶无差误耳”。另外，还强调在诊断不清时不要孟浪下药，以免造成不良后果，如提到“夜晚看症，宜倍加细心，药用六味汤，天明复看，再为加减”。

本书将病变部位分经论述，辨识颇详是一大特点。如张氏候症分经：“喉有二孔：左为咽属胃，纳食之关；右为喉属肺，纳气之关。口内上腭属胃阴，下腭属脾阳。舌之中属心，四围属脾，舌根亦属心。小舌又名蒂丁属胃。喉之左右、舌根属肝，外两耳垂下亦属肝……喉痈地位属肝，再连内寸许，或烂或肿，俱属脾胃火毒之症，结毒亦有之，但结毒者两关脉必沉，两关脉浮非结毒也。此分经大略，再考图形便悉。”

另外本书在第一部分亦对咽喉病的危症、重症、死症、预后判断、用药原则、涌痰法及刀针操作方法等内容做了简明扼要的概括，尤其吴氏关于咽喉疾病病性的论述“大抵风热症十之七，火症十之三，寒症十无一二也”，对咽喉病的临证辨治用药具有重要的指导意义。

2. 分门别类，治法丰富

吴氏以歌诀形式对喉痹、喉闭、缠喉风、单乳蛾等二十二症的病变部位、形态、症状、刀针、内外治疗方法作了扼要的说明。其特色是在诊治过程中强调刀针及外用药的运用方法及顺序，尤善于针（刀）药并用，如其在咽喉治法要论中言“若用刀，其刀头上须蘸巳药，或亥、申药，庶不作痛”；如呛喉风“用针挑破血泡，后上丑药，兼吹子药”；再如木舌“吹申药，看紫色处用小刀点之出血，后吹子药”。其不足之处是仅提及各症的内治法，而无具体方药以供参考。

吴氏丹药列方共载方31首，除1首内服方，1首漱口方外，其余均为外用丹药，并且详述各药的配制、炮制及使用方法，反映出吴氏极高的咽喉疾病治疗水平及外用丹药的制作水平，并对后世喉科外用药的发展运用产生较大影响，如玉锁匙、通闭散、回雪方等方药广泛流传。

张氏以“图说”形式，将喉科疾患分8门74症，用图形结合形式来阐述各种病症的病因、病机、部位和症状，并通过脉诊帮助进行分经的辨证论治。尤其74症分类，比较切合临床实践，对后世喉科学的发展产生了较大影响。

张氏治疗咽喉病，提倡综合治疗，治法丰富，其中包括内治、外治（吹、灌、漱、灸、搽）、针刺等，具有独特专科治疗特色。书中对大部分疾病内服药物的组成及加减运用均有详细记载，其不足之处是外用药的名称或组成无详细记载，多以“吹药”“消散药”“退肿药”“吊痰药等”字样代之。

张氏对于咽喉病急性期，首推针刺，再配合其他内外治法。书中74症有22症采用针刺治疗。

3. 七十四症，首推六味

《咽喉秘集》张氏八门七十四症，除喉癣、上腭痈、纯紫舌、重舌、莲花舌、焦黄舌、舌上珠、走马牙疳、喉菌、喉瘤、又喉瘤11症在治疗过程中没有提到六味汤外，其余63症均有运用到六味汤的加减治疗，由此可见张氏视六味汤为喉科总方。如“单喉痈，或左或右，身热背寒，脾胃之症也。有红点风热，无红点风寒，脉象如前。六味汤加苏叶、羌活各二钱，漱咽一服，来日再加赤芍、归尾、山豆根、山栀各钱半，服一剂可愈”。

总书目

伤寒论特解
伤寒论集注（徐赤）
伤寒论集注（熊寿试）
伤寒微旨论
伤寒溯源集
伤寒启蒙集稿
伤寒尚论辨似
伤寒兼证析义
张卿子伤寒论
金匮要略正义
金匮要略直解
高注金匮要略
伤寒论大方图解
伤寒论辨证广注
伤寒活人指掌图
张仲景金匮要略
伤寒六书纂要辨疑
伤寒六经辨证治法
伤寒类书活人总括
订正仲景伤寒论释义
张仲景伤寒原文点精
伤寒活人指掌补注辨疑

诊　　法

脉微
玉函经
外诊法
舌鉴辨正
医学辑要
脉义简摩
脉诀汇辨
脉经直指
脉理正义
脉理存真
脉理宗经
脉镜须知
察病指南
崔真人脉诀
四诊脉鉴大全
删注脉诀规正
图注脉诀辨真
脉诀刊误集解
重订诊家直诀
人元脉影归指图说
脉诀指掌病式图说
脉学注释汇参证治

针灸推拿

针灸全生
针灸逢源
备急灸法
神灸经纶
推拿广意
传悟灵济录
小儿推拿秘诀
太乙神针心法
针灸素难要旨
杨敬斋针灸全书

本　　草

药鉴

药镜

本草汇

本草便

法古录

食品集

上医本草

山居本草

长沙药解

本经经释

本经疏证

本草分经

本草正义

本草汇笺

本草汇纂

本草发明

本草发挥

本草约言

本草求原

本草明览

本草详节

本草洞诠

本草真诠

本草通玄

本草集要

本草辑要

本草纂要

识病捷法

药性纂要

药品化义

药理近考

食物本草

见心斋药录

分类草药性

本经序疏要

本经续疏证

本草经解要

青囊药性赋

分部本草妙用

本草二十四品

本草经疏辑要

本草乘雅半偈

生草药性备要

芷园臆草题药

新刻食鉴本草

类经证治本草

神农本草经赞

神农本经会通

神农本经校注

药性分类主治

艺林汇考饮食篇

本草纲目易知录

汤液本草经雅正

新刊药性要略大全

淑景堂改订注释寒热温平药性赋

方　　书

医便

卫生编
袖珍方
仁术便览
古方汇精
圣济总录
众妙仙方
李氏医鉴
医方丛话
医方约说
医方便览
乾坤生意
悬袖便方
救急易方
程氏释方
集古良方
摄生总论
辨症良方
活人心法（朱权）
卫生家宝方
寿世简便集
医方大成论
医方考绳愆
鸡峰普济方
饲鹤亭集方
临症经验方
思济堂方书
济世碎金方
揣摩有得集
亟斋急应奇方
乾坤生意秘韫
简易普济良方
内外验方秘传
名方类证医书大全
新编南北经验医方大成

临证综合

医级
医悟
丹台玉案
玉机辨症
古今医诗
本草权度
弄丸心法
医林绳墨
医学碎金
医学粹精
医宗备要
医宗宝镜
医宗撮精
医经小学
医垒元戎
医家四要
证治要义
松厓医径
扁鹊心书
素仙简要
慎斋遗书
折肱漫录
丹溪心法附余

方氏脉症正宗

世医通变要法

医林绳墨大全

医林纂要探源

普济内外全书

医方一盘珠全集

医林口谱六法秘书

温　病

伤暑论

温证指归

瘟疫发源

医寄伏阴论

温热论笺正

温热病指南集

寒瘟条辨摘要

内　科

医镜

内科摘录

证因通考

解围元薮

燥气总论

医法征验录

医略十三篇

琅嬛青囊要

医林类证集要

林氏活人录汇编

罗太无口授三法

芷园素社痎疟论疏

女　科

广生编

仁寿镜

树蕙编

女科指掌

女科撮要

广嗣全诀

广嗣要语

广嗣须知

宁坤秘籍

孕育玄机

妇科玉尺

妇科百辨

妇科良方

妇科备考

妇科宝案

妇科指归

求嗣指源

坤元是保

坤中之要

祈嗣真诠

种子心法

济阴近编

济阴宝筏

秘传女科

秘珍济阴

女科万金方

彤园妇人科

女科百效全书

叶氏女科证治

妇科秘兰全书

宋氏女科撮要

茅氏女科秘方

节斋公胎产医案

秘传内府经验女科

儿　　科

婴儿论

幼科折衷

幼科指归

全幼心鉴

保婴全方

保婴撮要

活幼口议

活幼心书

小儿病源方论

幼科医学指南

痘疹活幼心法

新刻幼科百效全书

补要袖珍小儿方论

儿科推拿摘要辨症指南

外　　科

大河外科

外科真诠

枕藏外科

外科明隐集

外科集验方

外证医案汇编

外科百效全书

外科活人定本

外科秘授著要

疮疡经验全书

外科心法真验指掌

片石居疡科治法辑要

伤　　科

伤科方书

接骨全书

跌打大全

全身骨图考正

眼　　科

目经大成

目科捷径

眼科启明

眼科要旨

眼科阐微

眼科集成

眼科纂要

银海指南

明目神验方

银海精微补

医理折衷目科

证治准绳眼科

鸿飞集论眼科

眼科开光易简秘本

眼科正宗原机启微

咽喉口齿

咽喉论
咽喉秘集
喉科心法
喉科杓指
喉科枕秘
喉科秘钥
咽喉经验秘传

养　生

易筋经
山居四要
寿世新编
厚生训纂
修龄要指
香奁润色
养生四要
养生类纂
神仙服饵
尊生要旨
黄庭内景五脏六腑补泻图

医案医话医论

纪恩录
胃气论
北行日记
李翁医记
两都医案
医案梦记
医源经旨
沈氏医案
易氏医按
高氏医案
温氏医案
鲁峰医案
赖氏脉案
瞻山医案
旧德堂医案
医论三十篇
医学穷源集
吴门治验录
沈芊绿医案
诊余举隅录
得心集医案
程原仲医案
心太平轩医案
东皋草堂医案
冰壑老人医案
芷园臆草存案
陆氏三世医验
罗谦甫治验案
周慎斋医案稿
临证医案笔记
丁授堂先生医案
张梦庐先生医案
养性轩临证医案
养新堂医论读本
祝茹穹先生医印
谦益斋外科医案
太医局诸科程文格

古今医家经论汇编

莲斋医意立斋案疏

医　　史

医学读书志

医学读书附志

综　　合

元汇医镜

平法寓言

寿芝医略

杏苑生春

医林正印

医法青篇

医学五则

医学汇函

医学集成

医经允中

医钞类编

证治合参

宝命真诠

活人心法（刘以仁）

家藏蒙筌

心印绀珠经

雪潭居医约

嵩厓尊生书

医书汇参辑成

罗氏会约医镜

罗浩医书二种

景岳全书发挥

新刊医学集成

寿身小补家藏

胡文焕医书三种

铁如意轩医书四种

脉药联珠药性食物考

汉阳叶氏丛刻医集二种